CHRISTIANE HOLLER

KRÄUTERMEDIZIN FÜR DIE SEELE

STÄRKE DEINE INNERE BALANCE MIT DER HEILKRAFT DER NATUR

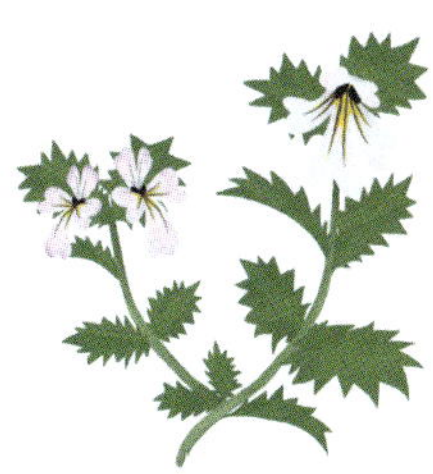

KNEIPP
VERLAG WIEN

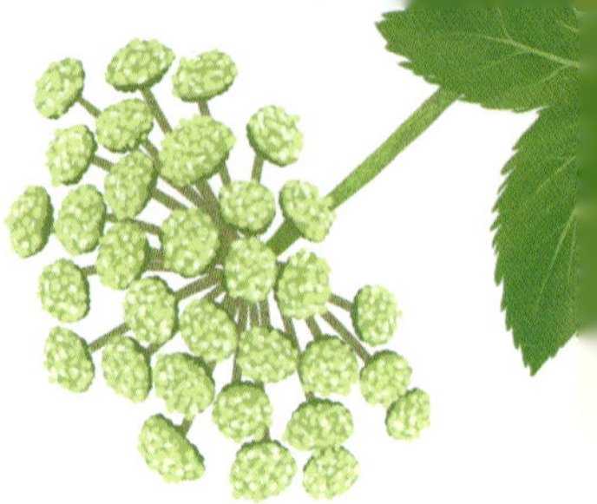

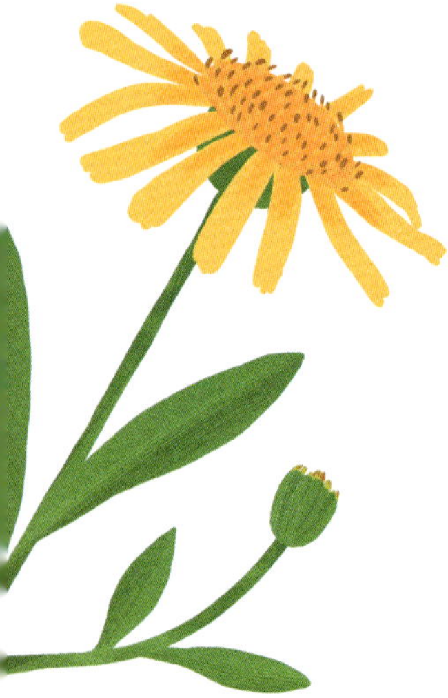

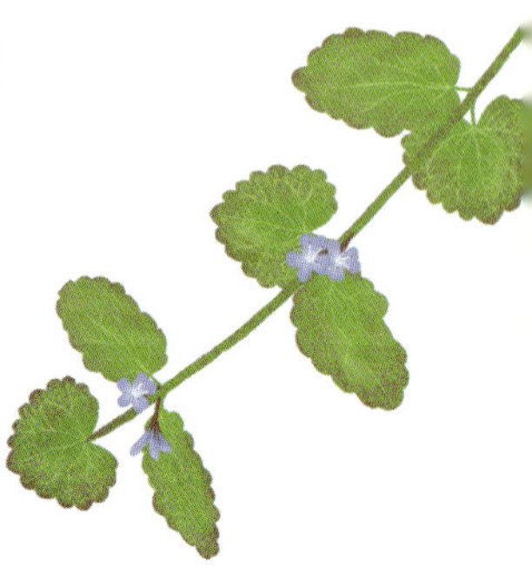

VERZEICHNIS DER HEILKRÄUTER

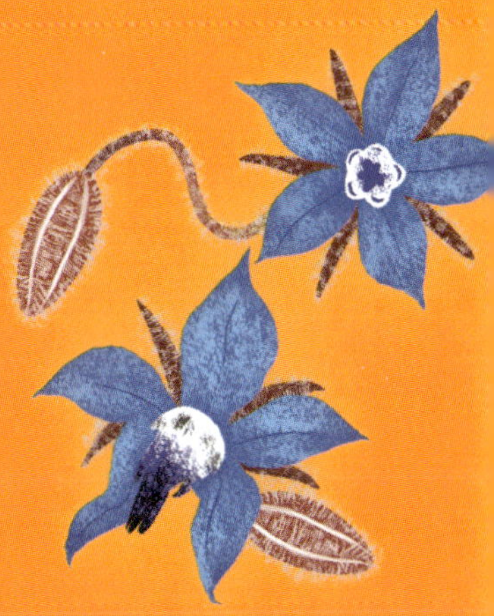

DAS WICHTIGSTE ZUERST

Heilkräuter sind nicht mit einer Kopfschmerztablette zu vergleichen, die man einnimmt, und zwanzig Minuten später ist der Schmerz eingedämmt. Manche Kräuter wirken rasch, bei anderen dauert es ein paar Tage, manchmal länger, bis sich die Wirkung entfalten kann. In jedem Fall muss man sich mit den Pflanzen auseinandersetzen, muss sich Gedanken machen und nachspüren, ob man auf dem richtigen Weg ist. Das ist eine wichtige Arbeit und der erste Schritt zur Genesung – dass man sich Zeit nimmt und sich mit dem Leiden und seinen möglichen Ursachen auseinandersetzt.

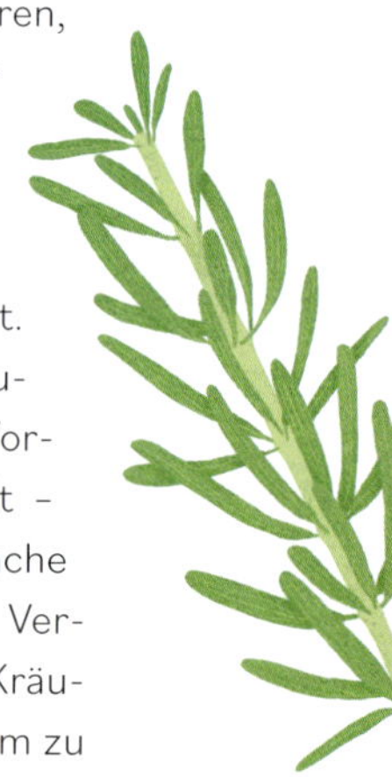

Eine Kopfschmerztablette unterbricht den Schmerz, sie heilt ihn nicht. Sie ist eine Erste-Hilfe-Maßnahme, eine Art Pflaster. Die Arbeit mit Kräutern jedoch kann helfen, den Dingen auf den Grund zu gehen. Aber Vorsicht: Viele Menschen haben heute Überempfindlichkeiten entwickelt – das müssen noch gar keine Allergien sein – und reagieren auf manche Pflanzenprodukte. Es kann zu Hautreizungen kommen, zu Verdauungsstörungen oder anderem. Daher empfiehlt es sich, Kräuterprodukte anfangs in kleinen Mengen auszuprobieren, um zu sehen, ob man sie gut verträgt.

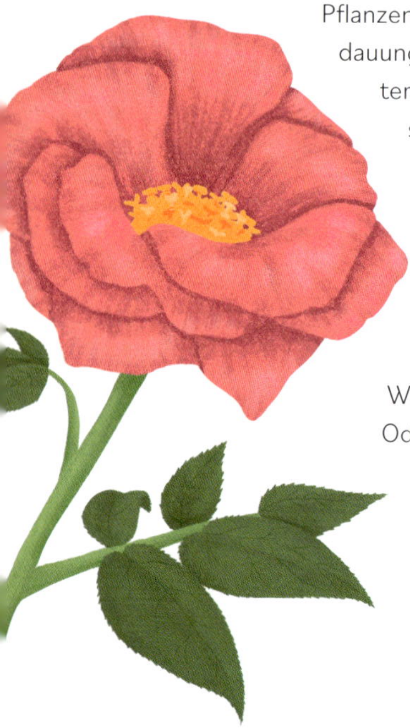

Auch ist es wichtig zu wissen, unter welchen Bedingungen die Pflanzen gewachsen sind, denn sie müssen wirklich aus einem »Naturgarten« kommen, also nach den Grundsätzen des biologischen Gärtnerns gezogen worden sein.

Wenn man Kräuter kauft, dann am besten in der Apotheke. Oder man zieht selbst Heilpflanzen und achtet darauf, dass diese ihre natürliche Kraft entfalten können. Chemie hat im Kräutergarten nichts verloren!

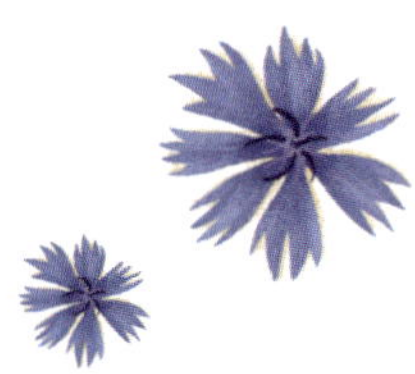

DIE BLUMEN

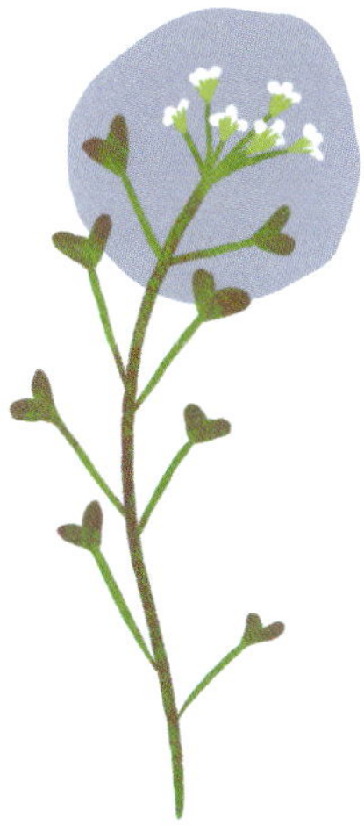

Frauenmantel, Hirtentäschel,
Bärenklau und Klappertopf.
Engelwurz und Teufelskralle,
Reiherschnabel, Taubenkropf.

Rittersporn und Königskerze,
Knabenkraut und Mädesüß,
Lerchensporn und Wachtelweizen.
Buntes Blumenparadies!

Märchennamen, Märchendinge.
Wunderschöner Blumenwald,
für vieltausend kleine Wesen
ein geheimer Aufenthalt.

Hätte ich nicht Menschengröße,
wär ich nicht so hoch und breit,
wollt ich wohnen unter Blumen
und dort leben allezeit.

Robert Louis Stevenson (1850–1894)
übersetzt von Josef Guggenmos

DER GARTEN IN ALL SEINER VIELFALT

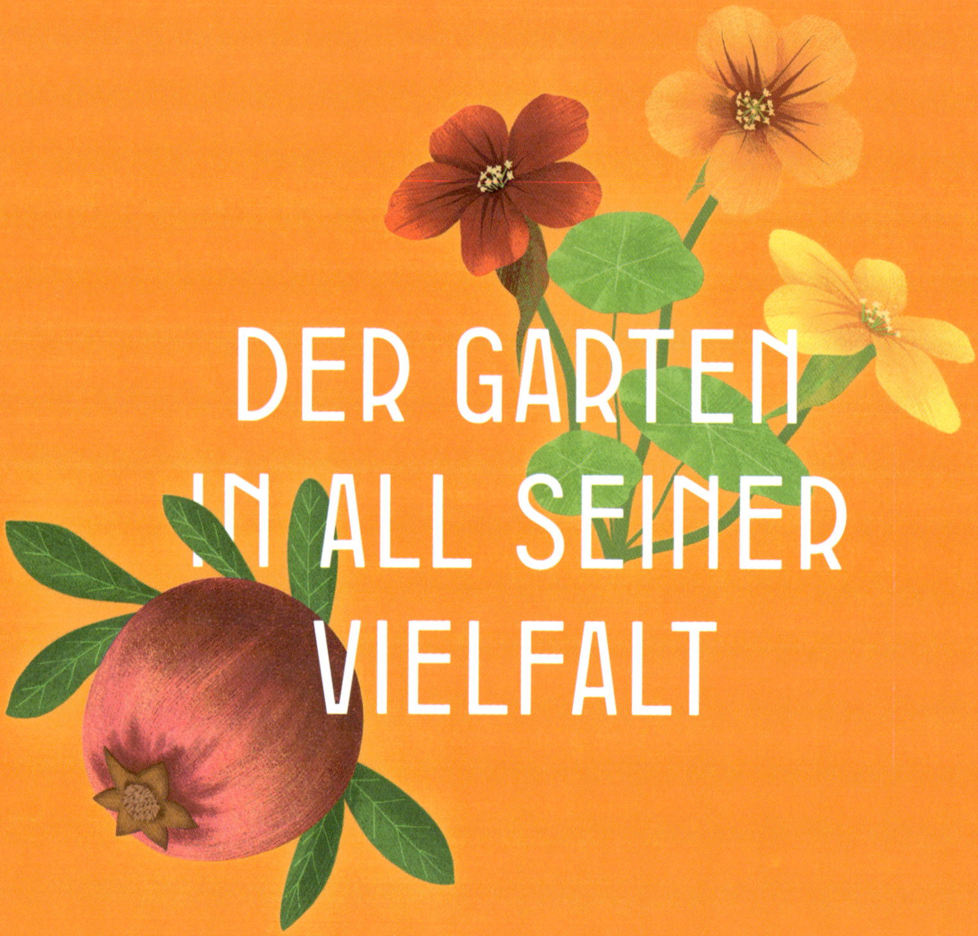

FÜR ALLES IST EIN KRAUT GEWACHSEN

Viele Generationen sind mit diesem Spruch groß geworden. Es ist ein Satz, der beruhigen sollte und trösten: Für jede Krankheit, jede Verletzung hat Mutter Natur eine Pflanze, die hilft, gesund zu werden. Niemand muss sich verlassen fühlen, muss verzweifeln – für alle ist gesorgt im großen Kreislauf des Lebens. Und selbst wenn es Zeit ist zu gehen, bekommt man eine Heilpflanze mit auf den Weg, auf dass man leichter wechseln kann vom Diesseits ins Jenseits.

Doch in der modernen Zeit konnten die Menschen diesem Spruch nichts mehr abgewinnen. Er wurde nur selten weitergegeben und ist ein bisschen in Vergessenheit geraten. Junge Leute kennen ihn heutzutage fast nicht mehr.

Was hat sich verändert? Die Pflanzen haben ihre Heilkraft nicht verloren. Aber wir Menschen, wir Konsumkinder haben verlernt, mit der Natur zu leben. Und wir haben vergessen, darauf zu vertrauen, dass wir im großen Ganzen des Kosmos behütet und geborgen sind, weil wirklich »für alles« ein Kräutlein gewachsen ist. Wir müssen es nur finden dürfen, dieses eine, das zu uns gehört und weiterhilft.

Die Welt, in der wir leben, ist voller Wunder, auch wenn diese oft im Stillen geschehen. In der Welt der Pflanzen und Kräuter ist nicht alles spektakulär, nicht aufsehenerregend, sondern leise – und von großer Wirksamkeit.

Treten Sie ein in den Kräutergarten, lassen Sie sich bezaubern von der Fülle an Düften und Blüten. Und staunen Sie, was man aus den geernteten Kräutern alles bereiten kann!

Gott hat niemals eine Krankheit entstehen lassen, für die er nicht auch eine Arznei geschaffen hat.

Paracelsus
(1493–1541)

KRÄUTER: EIN GESCHENK FÜR DIE SEELE

Die großen Kräuterkundigen der Menschheit haben viel Zeit dafür aufgewendet, Pflanzen zu beobachten und von ihrem Äußeren auf die Wirksamkeit zu schließen. Das war ein »Versenken«, ein meditativer Vorgang, bei dem sich große Intuition entwickeln konnte. Hildegard von Bingen, Heilkundige und Mystikerin, hat das vor rund neunhundert Jahren so gehalten, Paracelsus, Arzt und Naturphilosoph, vor rund fünfhundert Jahren, Edward Bach, Arzt und Begründer der Bach-Blütentherapie, vor bald hundert Jahren und Wolf-Dieter Storl, Ethnobotaniker, tut es heute. Alle Schamanen dieser Erde arbeiten so.

Selbst wenn man nicht so tief in die Welt der Pflanzen eintauchen will, muss man im Umgang mit Kräutern dennoch eines: sich Zeit nehmen. Man muss aus der Hektik des Alltags heraustreten, das ist auch ein guter, heilsamer Schritt. Egal, ob man Pflanzen selbst anbaut und erntet oder sie kauft und verarbeitet – der Umgang mit Pflanzen vermittelt ein anderes Lebens- und Zeitgefühl. Es ist, als würde man eine Reise in ein anderes Land antreten.

Wer Kräutern beim Wachsen und Blühen zusieht, sie pflegt und erntet, bekommt Kontakt mit der Erde. Und somit auch wieder »Boden unter den Füßen«. Das hilft, ruhig zu werden, den Druck des Alltags hinter sich zu lassen. Da darf man wieder teilnehmen am Kreislauf der Jahreszeiten mit seinem Wachsen, Werden und Vergehen. Die Erde fühlen, berühren, Samen in die Erde setzen, anbauen, Pflanzen wachsen sehen, Kräuter riechen – all das wirkt entschleunigend und hilft, Ängste abzubauen und gelassener zu werden. Dann fällt es auch leichter zu erkennen, was wichtig ist, und man trifft Entscheidungen überlegter. Dieses Zur-Ruhe-Kommen durch die Gartenarbeit ist ein großes Geschenk.

Und schließlich sind da auch noch die Kräuter selbst mit ihrer Kraft. Unter den Heilpflanzen findet sich eine Fülle an Kräutern, die vor allem die Seele stärken – die das oft bitter nötig hat. Es gibt viele Leiden, die uns heute quälen und bedrücken. Da ist die Angst – oft ein nächtlicher Begleiter; der Druck, der schwer auf der Seele liegt, die Hektik, die einem um die Ohren fliegt, die Schlaflosigkeit, die viele plagt. Verzweiflung, Trauer, Freud- und Mutlosigkeit. Bei all diesen Problemen kann man auf die Hilfe der Heilkräuter vertrauen. In ihnen ist die Kraft der Erde gespeichert und das Licht der Sonne. Was immer davon auf uns übergeht, stärkt uns. Laut Hildegard von Bingen gibt es fünf Elemente: Erde, Wasser, Luft, Feuer und die Verbindung zum Himmel, die nie enden soll. Und die Kraft dieser Elemente findet sich in den Kräutern und Pflanzen wieder.

Wer sich zur Nacht eine Tasse Tee bereitet, ein Kräutersäckchen ins Badewasser hängt oder ein Kissen mit beruhigenden Kräutern füllt, um Schlaf oder Ruhe und Gelassenheit zu finden, der tut ganz bewusst etwas für sich selbst: Er stärkt sich an und mit der Kraft der Kräuter. Beispielsweise mit Hopfenzapfen, die beruhigend wirken, Johanniskraut, das Sonne in die Seele bringt, Eisenkraut, das die Nerven stärkt, Liebstöckel und Ringelblume, die bei Niedergeschlagenheit helfen, Labkraut und Rose, die die Angst mindern, Lavendel und Melisse, die die Gelassenheit fördern.

In der Volksheilkunde ist auch oft von »Herzkräutern« die Rede, das sind die Kräuter fürs Gemüt. »Sie machen frohen Sinn und Freude im Gemüt«, sagt Hildegard von Bingen und empfiehlt Fenchel, Rosmarin und Borretsch.

Probieren Sie den einen oder anderen Tee, eine Tinktur, einen Badezusatz aus. Machen Sie Ihr eigenes Kräuterkissen, Ihren Sirup, Ihr Kräuterwasser. Und geben Sie den Kräutern eine Chance. Sie werden Ihrer Seele guttun und ein fröhliches Herz schaffen, mit dem es sich besser leben lässt.

Die Begegnung mit Pflanzen,
das ist eine Verständigung von Seele zu Seele,
respektvoll und liebevoll.

Andrea Terhoeven-Urselmans
Gartenbauberaterin und Seminarleiterin

DER GARTEN: EINE KLEINE WORTGESCHICHTE

Das Wort Garten hat eine lange Geschichte. Einerseits kommt es aus der gotischen Sprache, dort bedeutete das Wort *gards* so viel wie Haus, Hof, Familie. Das englische Wort *garden* erinnert noch sehr stark an diesen Ursprung. Der Garten war auch örtlich eng mit Haus und Hof verbunden, dort wurden Kräuter und Gemüse für den täglichen Gebrauch angebaut, die Felder waren meist ein wenig entfernter gelegen.

Andererseits steckt im Wort Garten auch das althochdeutsche Wort *gart*, das Haus als umzäunter Besitz bedeutet. Das Wort Gerte gehört ebenfalls zur Familie, der Garten war ein mit Gerten abgegrenztes Stück Erde. Meist war die Umzäunung aus geflochtenen Weidenruten, erst viel später kam das Gatter, auch Holzgatter genannt, also ein Lattenzaun.

Die Umzäunung ist in allen Kulturen ein wesentliches Merkmal des Gartens. Der Garten war eingezäunt, der Acker nicht. Den Garten durfte niemand ungefragt betreten. Da hatte nur Zugang, wer zur Familie gehörte oder eingeladen wurde.

Ein umzäuntes Gebiet war auch das Paradies der ersten Menschen. Das Wort Paradies stammt aus dem Altpersischen: *Pairi dae'-za* heißt Umzäunung, Umwallung. Im Babylonischen wurde daraus *pardisu*, im Hebräischen *pardes*, im Griechischen *paradeisos*.

SPECIAL

GARTENGEDANKEN

EIN KLEINES PARADIES

Der Garten, das ist jener Ort, an dem Adam und Eva glücklich waren. Ein Stück Erde, eingezäunt von einer Steinmauer, einer Hecke aus dornigen Pflanzen, einem Balkongeländer oder auch nur von einem Blumentopf: das Paradies. Alle Tiere des Feldes und alle Vögel des Himmels lebten dort zusammen mit den Menschen. Bäume mit köstlichen Früchten gab es, auch eine Quelle hatte dieser »Garten Eden«, und so war für Menschen, Tiere und Pflanzen gut gesorgt.
In der Bibel, im ersten Buch des Alten Testaments, lesen wir über Adam und Eva im Paradies. Aber auch der Koran und die Thora, also drei große Weltreligionen – Judentum, Christentum und Islam – erzählen vom Anfang der Menschheit im Paradies.
Es ist ein gutes Gefühl, zu wissen, dass die Geschichte der Menschheit in einem Garten begonnen hat. In der Sprache haben wir dieses Wissen auch beibehalten: Oft nennen Menschen den Garten, den sie lieben, das »kleine Paradies«. Es ist jener Ort, an dem alles gut ist.

12 Uhr in meinem Garten. Da lass ich mir von den Vögeln was vorsingen, und zeichne Rasenbänke, die ich will anlegen lassen, damit Ruhe über meine Seele komme …

Johann Wolfgang von Goethe
(1749–1832)

IMMER EINZIGARTIG

Den einen perfekten Garten gibt es nicht. Jeder Garten ist einzigartig. Gärten werden nicht am Fließband produziert, es gibt keine Fertigteil-Gärten und keine, die man nach Vorlagen nachbauen kann. Ein Garten ist kein Möbelstück, sondern ein lebendiges Gebilde, das von vielen Faktoren abhängig ist. Die Erde, die bebaut wird, ist ständig im Wandel. Und kein Pflanzenjahr ähnelt dem anderen. Die Bäume des Gartens werden von Jahr zu Jahr größer und prägen durch ihr Schattenspiel das Werden der Pflanzen. Wärme, Regen und der Lauf der Jahreszeiten sind keine fixen Größen, sondern sich stets veränderndes lebendiges Dasein. Wer sich auf eine Grünoase einlässt, bekommt die Kraft der Natur zu spüren. Wir können Bewässerungsanlagen bauen, Holzlatten als Stützen und Kletterhilfen für Pflanzen in die Erde treiben, Dünger und Bodenverbesserungsmittel einsetzen. Aber die Witterung können wir nicht beeinflussen. Ob der Sommer unbeständig wird oder glühend heiß, ob er in ruhiger Hitze dahingleitet oder Unwetter mit Hagel und Sturm die Blüten und Früchte zerstören, das liegt nicht in unserer Hand.

SPIEGEL UNSERER SEELE

Es gibt bunte Bauerngärten, in denen Gemüse, Kräuter und Blumen in schönem Miteinander wachsen. Oder Balkone mit richtigen Nutzgärten, denen man ansieht, dass mit viel Wissen und Körpereinsatz gearbeitet wird, damit Gemüse und Kräuter wachsen und gedeihen können. Es gibt Blumenkästen und Vorgärten mit Kräuterspirale und alten Rosenstöcken, wo alles um die Wette blüht und duftet, dass man fast benommen ist vor Glück. Dann sind da Balkone, auf denen ein buntes Durcheinander herrscht, weil sich jemand nicht für einen Stil entscheiden konnte. In manchen Gärten ist auch Platz für all die Pflanzen, die Schmetterlinge lieben – sogar für Brennnesseln. Die perfekten Gärten der Ordnungsfanatiker gibt es auch, wo der Rasen wie ein grüner Spannteppich aussieht, bewacht von zwei gestutzten Buchsbäumen, die dastehen wie alte Offiziere, die das Schlendern verlernt haben. Es gibt sogar Gärten, in denen nur raspelkurzes Gras wächst und sonst gar nichts, nicht einmal ein wenig Gebüsch am Rand, und man fragt sich, wem so ein Garten wohl gehört und mag es gleich gar nicht wissen.

So gibt es also viele Arten von Gärten, und dennoch: Ein Garten ist ein Garten ist ein Garten. Und sagt uns mehr über die, die ihn betreiben, als jedes Porträt, als die dicksten Bewerbungsunterlagen, als der detaillierteste Lebenslauf.

Ein alter Garten ist immer beseelt.
Der seelenloseste Garten braucht nur zu verwildern,
um sich zu beseelen … Und doch sollte es nichts
Beseelteres geben als einen kleinen Garten,
in dem die lebende Seele seines Gärtners webt.
Es sollte hier überall die Spur einer Hand sein,
die zauberhaft das Eigenleben aller dieser stummen Geschöpfe
hervorholt, reinigt, gleichsam badet
und stark und leuchtend macht.

Hugo von Hofmannsthal
(1874–1929)

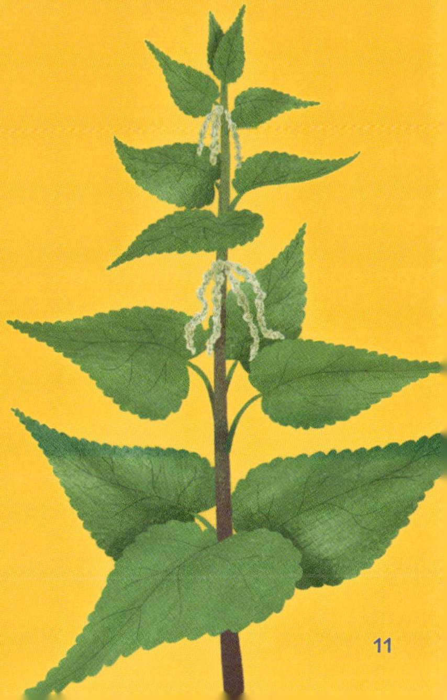

ORT FÜR GEHEIME SEHNSÜCHTE

Viele Natur- und Pflanzenmenschen genießen es, in ihrem Garten ihre eigene Welt gestalten zu können – nach Lust und Laune, ohne dass sich andere einmischen. Manche stecken viel Energie in ihre berufliche Arbeit und bekommen wenig zurück. Oder sie leiden darunter, dass sie nicht so schalten und walten können, wie sie das für richtig halten. Die Berufswelt ist hart geworden, kalt und unerbittlich. Da ist die Gartenarbeit ein wunderbarer Gegenpol.
Dort dürfen Gärtnerin und Gärtner an der Verwirklichung ihrer Pläne arbeiten und müssen sich um nichts anderes bemühen als um die Pflanze, die werden soll. Es ist ein Miteinander von Garten und Gärtner, von Pflanze und Gärtnerin. Und alles hängt davon ab, ob die beiden zueinanderfinden.
Man spricht gerne von Menschen, die einen »grünen Daumen« haben, eine besondere Hand für Pflanzen. Und tatsächlich gibt es Gärten, in denen fast alles gelingt. Das hat natürlich mit dem Boden zu tun, mit der Qualität der Erde, in die gepflanzt wird. Aber dass die Beziehung Mensch – Pflanze wichtig ist, ist mittlerweile sogar in wissenschaftlichen Versuchen bestätigt worden.

ABSEITS DER HEKTIK ...

Das Leben im Garten hat seine eigene Zeit. Das Tempo, in dem unsere Gesellschaft lebt, bedeutet den Pflanzen gar nichts. Menschen sind ungeduldig, Pflanzen leben ihr Dasein in Vollkommenheit. Wachsen und Werden dauert. Oft erzählen Gärtnerinnen und Gärtner mit Staunen die Geschichte einer, wie sie meinten, »kaputten Pflanze«. Die war abgestorben und aus irgendeinem Grund nicht ausgegraben worden, sondern ist in der Erde geblieben. Und mit einem Mal, nach drei oder vier Jahren, beginnt sie wieder anzutreiben und blüht bald in üppiger Schönheit. – »Und ich wollte sie schon wegwerfen!«
Von Rosenstöcken wird berichtet, die nach einigen Jahren verdorrten Daseins plötzlich wieder grünen und blühen. Ein Sommerfliederstrauch, der einen Sommer lang wie abgestorben dastand, hat im nächsten Mai wieder junge Triebe bekommen. Viele Pflanzen, die nach Frostschäden arm und mitgenommen aussehen, genesen nach und nach in der Sonne. Wann das sein wird, und warum das so ist, wissen nur sie selbst.

»Garten ist nicht genug«, sagte der Schmetterling.
»Sonnenschein, Freiheit und eine kleine Blume muss man haben.«

Hans Christian Andersen
(1805–1875)

GESUND WERDEN

Stunden im Garten können ein großes Geschenk sein. Eine Chance, auszusteigen aus einem Alltag, in dem die Konsumwelt den Ton angibt. In dem alles schneller, größer, billiger sein muss und andererseits alles viel mehr als seinen Preis hat. Ein Nachmittag im Garten, eine Stunde Gartenarbeit am Abend, das ist Erholung und Regeneration. Gartenarbeit ist wie ein Gegenpol zur Welt der Wirtschaft, der Banken und Kredite. Auf einmal redet man nicht mehr von Ziffern, Zahlen und Terminen, sondern von Wurzeln und Trieben, Knospen und Blüten, Regenwürmern, Maulwürfen und Schnecken. Man darf die Elemente spüren, mit Wasser die Erde tränken und weiß wieder um die Kraft von Sonne und Wind. Vielen Menschen hilft der Garten, in dieser rauen Welt gesund zu bleiben. Mehr noch, Gartenarbeit kann auch therapeutisch sein und mithelfen, nach manchen Erkrankungen wieder zu genesen. Menschen, die den Boden unter den Füßen verloren haben, spüren im Garten nach und nach, dass sie in der Erde verwurzelt sind. Gartentherapie ist im Kommen, sie wird für viele Bereiche eingesetzt: für seelisch Kranke, körperlich Kranke, für Menschen mit Demenz, für Menschen mit großen Problemen und für solche, die wieder Schritte tun wollen in ein neues Leben. Allein das Sein im Garten wirkt stärkend und heilend auf die Seele, die Arbeit im Garten lässt die Kraft spüren, die in einem steckt, das Pflanzenwachstum stärkt die Hoffnung.

Wer im Garten arbeitet oder lebt, bekommt die Chance, von den Pflanzen zu lernen, dass alles möglich ist in diesem großen Kreislauf von Leben und Vergehen, von Wachsen und Werden und Sein. Dass es Zeit braucht und Geduld, Sonnenlicht und Wärme. Und dass wir Vertrauen haben dürfen darauf, dass alles gut wird.

Der beste Ort, zu Gott zu finden, ist der Garten.
Dort kannst du nach ihm graben.

George Bernard Shaw
(1856–1950)

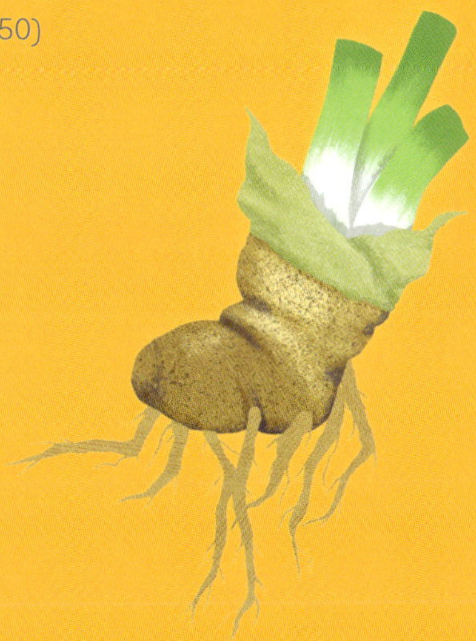

DER GARTEN UND DIE PHILOSOPHIE

Ein Garten ist ein guter Ort zum Nachdenken. Im antiken Griechenland unterrichteten die Philosophen ihre Schüler inmitten duftender Kräuter. Während langsamer Spaziergänge im Garten wurde über die großen Geheimnisse der Menschheit diskutiert. Platon (428–348 v. Chr.) traf seine Schüler vor den Toren von Athen in einem Olivenhain, der nach und nach zum Garten gestaltet wurde. Auch andere Denker kamen in diesem »Diskussionsgarten« zusammen, um sich der »Liebe zur Weisheit«, also der *philosophia*, zu widmen. Die Gelehrten um Epikur (341–271 v. Chr.) nannte man die »Philosophen des Gartens«; Epikurs kleines Haus stand in einem großen Garten bei Athen, dort wurde gearbeitet.

Der Gedanke des *philosophischen Gartens* ist heute wieder erwacht. In einigen Städten Deutschlands wurden Gärten angelegt, in denen man sich wohlfühlen und »mit der Seele baumeln« kann. Alte und junge Bäume, zauberhafte kleine Oasen mit Wasserläufen, kunstvoll arrangierte Kräuterrondeaus oder eine einfache bunte Wiese laden ein zu Gedankenspiel und Meditation. Wer immer dort weilt, soll die Chance bekommen, sich der »Philosophie« hinzugeben, dem Spiel der Gedanken, in leichter Heiterkeit oder gelöster Nachdenklichkeit den Dingen auf den Grund zu gehen. In Gärten, die zum Philosophieren einladen, lassen die Besucher die Zwänge des Alltags hinter sich und geben sich ganz dem Garten hin – sie spüren den leichten Sommerwind, freuen sich am tanzenden Flug der Schmetterlinge, riechen den Duft von Lavendel und Rosen und widmen sich den Gedanken über das Leben und seinen tiefen Sinn.

Die Lieblingsblumen der Griechen waren Rose und Lilie, Veilchen, Krokus und Hyazinthe; zu Kränzen verwendeten sie am liebsten Myrte und Lorbeer, Ölbaum, Fichte und Eppich, eine Sellerieart mit stark duftenden Blättern.

Egon Friedell
(1878–1938)

i

In vielen antiken Texten wird die Schönheit des Gartens beschrieben, die Blütenpracht inmitten von Bäumen. Die Bäume selbst und auch einige andere Pflanzen waren bestimmten Göttern zugeordnet: die Eiche dem Zeus, der Lorbeer dem Apoll, die Myrte der Aphrodite. Auf den Märkten wurden Kräuter und Blumen angeboten, die zu Kränzen geflochten Schmuck bei religiösen Feierlichkeiten waren. Die Stadt Athen nennt der Dichter Aristophanes gar »veilchenbekränzt«, doch diese »Veilchen« waren vermutlich Levkojen, da das Wort Levkojen aus dem Griechischen kommt und Weißveilchen bedeutet.

SPIRITUALITÄT UNTER FREIEM HIMMEL

Der Garten ist ein Ort, an dem sich die Menschen den Göttern näher fühlen als anderswo. Das gilt für alle Hochkulturen dieser Erde. Oft waren prachtvolle Gärten an Heiligtümer, Tempel oder Klöster angeschlossen.

DIE GÄRTEN IM ALTEN ÄGYPTEN

Dort wuchsen Blumen und Kräuter in leuchtendsten Farben, Bäume schenkten köstliche Früchte und spendeten den begehrten Schatten. Das war ein ungeheurer Luxus, Stück für Stück der Wüste abgerungen. Mit der Blumenpracht galt es, die Götter zu ehren und ihnen zu danken, dass sie all dies wachsen ließen. Ägyptens Herrscher waren mächtig und reich und den Göttern gleichgesetzt. Menschen, die ihre Gärten betrachten durften, galten als gesegnet.

DIE GÄRTEN DES ORIENTS

In den Ländern des Orients ist ein kühler, geschützter Garten in der flirrenden Hitze und der von Sandstaub erfüllten Luft eine Oase und ein Statussymbol. Besonders kostbar und auch ein wesentliches Gestaltungselement ist natürlich das Wasser – als Brunnen, Becken, Wasserstrahl. Der Anblick des Wassers erhellt das Gemüt und kühlt, Wasser löscht den Durst und ist – besonders für Wüstenvölker – Sinnbild des Lebens. In einem Garten mit all seinen Blumen, Kräutern, Sträuchern, dem beruhigenden Grün und dem plätschernden Wasser entsteht ein Mikroklima. So ein Garten ist ein Zufluchtsort, wer ihn besitzt, ist ein wohlhabender Mensch. Im Koran wird den Gläubigen für dereinst, am Ende ihres Erdendaseins, ein Verweilen in den »wonnevollen Gärten« des Paradieses versprochen. Doch auch Juden und Christen kennen die Verheißung dieses Paradieses.

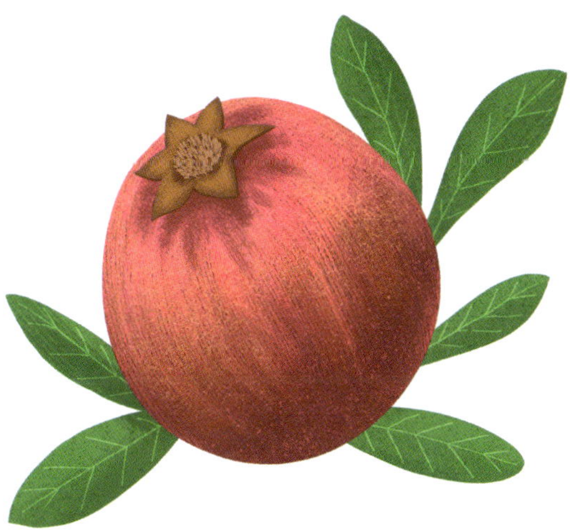

i

Eine Besonderheit der Gartengestaltung, die auch in vielen Kulturen zu finden ist, ist das Labyrinth. Schon vor Jahrtausenden wurden Labyrinthe in Stein gehauen, in die Erde gegraben oder mit Steinen gelegt. Der Sinn der Labyrinthe lag im spirituellen Bereich: »Folge dem Weg, finde den Weg, er führt dich zur Mitte.« Der Weg zur Mitte, das ist der Pfad zum eigenen Ich, ihn gilt es zu finden. In den alten Kulturen wurde diesem Weg auch heilende Kraft zugeschrieben.

DIE GÄRTEN CHINAS UND JAPANS

Die Geschichte chinesischer Gärten lässt sich bis ins dritte Jahrtausend vor Christi zurückverfolgen. Wenn die sogenannten sieben Dinge, also Erde, Himmel, Steine, Wasser, Wege, Pflanzen und Gebäude, im Einklang stehen, dann herrscht Harmonie, die die Gelassenheit stärkt. Ein ideales Zusammenspiel von Licht und Schatten, Wasser und Wind, Erde und Himmel ist das Ziel. Die Harmonie des Gartens hilft den Menschen, ihre persönliche Harmonie zu finden.

In Japan geht man zur Meditation in den Zen-Garten. Nicht Pflanzen, Blumen, Bäume stehen dort im Mittelpunkt, sondern weißer Sand und Steine. Dieser »trockene Garten« ist von Mauern oder Bambuszäunen begrenzt, auf festgestampftem Boden wird Sand oder feiner Kies aufgeschüttet. Der Sand ist das Symbol für eine Wasserfläche. Mit einem Holzrechen werden Wellen in den Sand gezeichnet, große Steine symbolisieren die Berge. Pflanzen oder Bäume würden mit ihren Blättern nur den Sand verschmutzen. Zen-Gärten finden sich oft in Klöstern, sie sind stets Orte für Meditation und Gebet. Das Sauberhalten dieser Gärten, das Herauszupfen von Grashalmen, das Glätten des Sandes, das Ziehen der Wellen ist für die Mönche bereits Teil des Stillwerdens.

DIE GÄRTEN DES BUDDHISMUS

Wie ein japanischer Zen-Garten soll auch ein buddistischer Garten zur Meditation einladen. Er ist quadratisch angelegt, mit einem Teich oder einem Wasserbecken in der Mitte. Die quadratische Form des Grundstücks erleichtert den freien Fluss der Gedanken, auch die stille Bewegung des Wassers hilft dabei. In vielen Mandalas findet man genau in der Mitte das Bild eines kleinen, quadratischen Gartens, darin ein Teich. Garten – Meditation – Spiritualität, das gehört im Buddhismus zusammen.

i

Als ideale Form des Gartens gilt das Quadrat. Im Orient genauso wie in China und später in den europäischen Klostergärten.

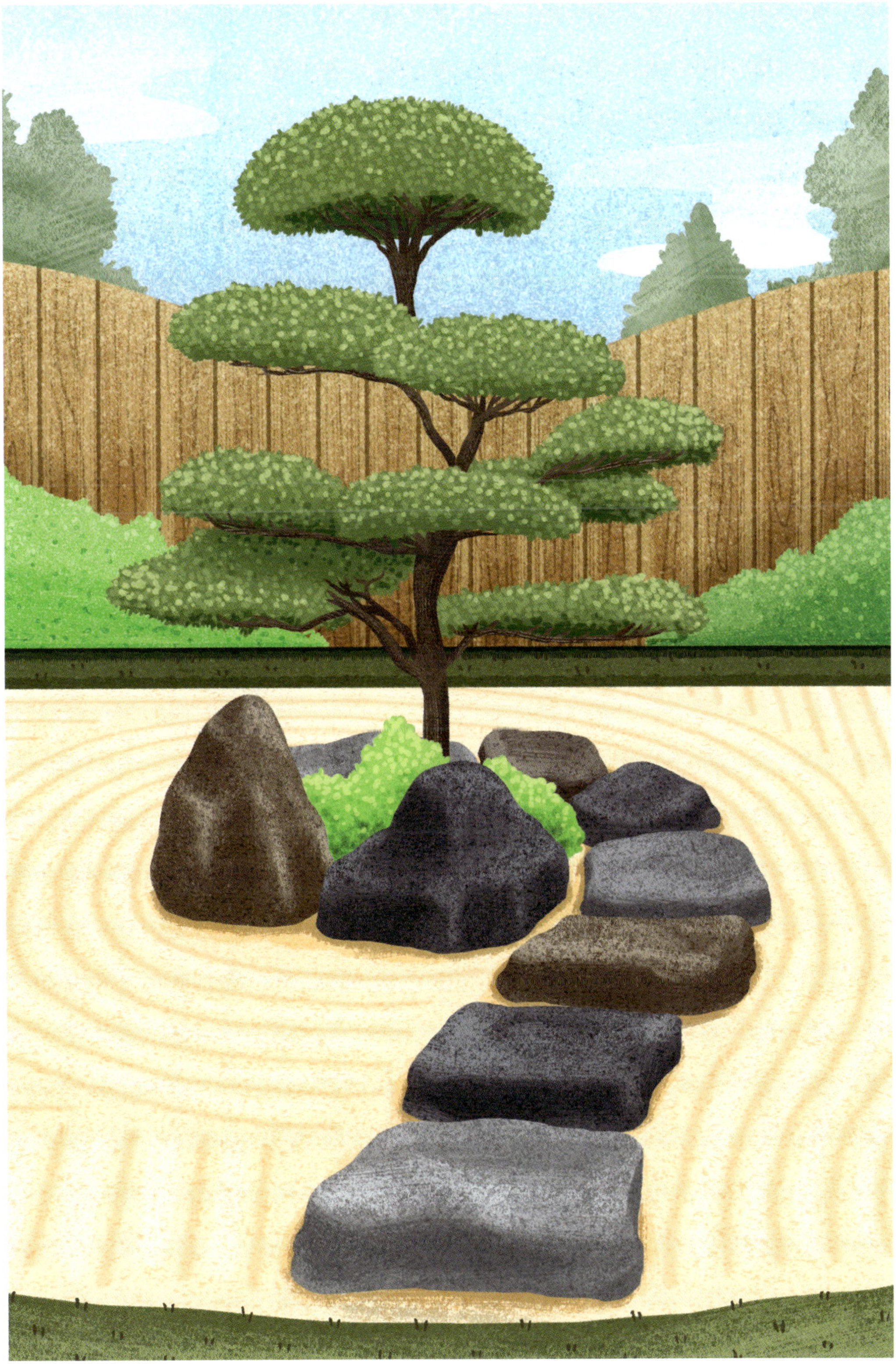

WAS UNS PFLANZEN SAGEN

Pflanzen setzen Zeichen. Sie erzählen durch ihr Wachstum, wie der Boden beschaffen ist, wie das Wetter wird, wie weit das Jahr fortgeschritten ist. Die meisten Gartenmenschen müssen dieses »Spuren-Lesen« im Garten anfangs erst lernen. Viel an wertvollem Wissen ist seit der Generation unserer Urgroßeltern verloren gegangen. Denn ob und wann und wo welche Pflanzen gedeihen, das war für die Menschen in den Jahrzehnten nach dem Zweiten Weltkrieg kein Thema, da zählten technischer Fortschritt und »Wirtschaftswunder«, zumindest für die meisten. Doch zum Glück gibt es zu jeder Zeit Menschen, die sich nicht beirren lassen und altes Wissen bewahren und weitergeben.

Das Wissen um die enge Verbindung von Pflanzen und Boden ist uralt und wurde mittlerweile auch wissenschaftlich erforscht, geprüft, begründet.

Denn es ist eine Tatsache, dass sich die Pflanzen mitteilen, sie geben beispielsweise Hinweise auf die Beschaffenheit des Bodens. Das tun vor allem die Wildpflanzen – oft respektlos Unkräuter genannt –, sie wissen genau, wo sie leben wollen. Die Brennnessel etwa wächst auf stickstoffreichem Boden wie auch der Giersch, doch liebt der ein wenig Feuchtigkeit. Die Königskerze schätzt das Sandige, Breitwegerich und Spitzwegerich arbeiten sich durch verdichteten Boden ans Sonnenlicht. Auf kalkreichem Boden wachsen Klatschmohn und Wiesensalbei, der Huflattich liebt dazu noch die Feuchtigkeit, und das Gänseblümchen zeigt an, dass der Boden sauer ist.

Zeigerpflanzen weisen darauf hin, ob die Erde Magnesium oder Kalium enthält, sie zeigen an, ob der Boden humusreich ist oder lehmig. Die Gärtner erfahren mithilfe der Kräuter, wann die Erde gelockert werden sollte. Oder auch, dass der Boden zwar an der Oberfläche trocken ist, aber tief unten reichlich Feuchtigkeit vorherrscht. Jede Pflanze hat ihren Lieblingsplatz und besondere Lebensumstände, unter denen sie am besten gedeiht. Wenn ein Gartenmensch dieses Pflanzenwissen verinnerlicht hat, weiß er, was der Gartenboden nötig hat, denn die Zeigerpflanzen weisen auch auf Mängel hin. Und wer gelernt hat, all dies zu erkennen, versteht, welche Pflanzen sich an welchen Plätzen im Garten wohlfühlen.

Pflanzen können auch das Wetter anzeigen. Wenn die Ringelblume ihre Blüten morgens um sieben Uhr geöffnet hat, steht ein sonniger Tag ins Haus. Wenn die Königskerze ihre Blütenspitzen nach Westen dreht, wird das Wetter trüb und feucht, dreht sie sich nach Osten, wird es sonnig. Und wenn sich die Holunderblüten öffnen, beginnt es meist am selben Tag zu regnen.

Die Pflanzen fordern ihre Gartenmenschen heraus, sich Zeit zu nehmen, zu beobachten und mit freiem Kopf und offenem Herzen in der Natur sein.

Die Ringelblume hat etwas Gescheites. Wenn sie morgens nach sieben Uhr geschlossen ist, dann regnet es gewiss noch an diesem Tag. Geht sie aber zwischen sechs und sieben auf, dann regnet es sicher nicht.

Pfarrer Sebastian Kneipp
(1821–1897)

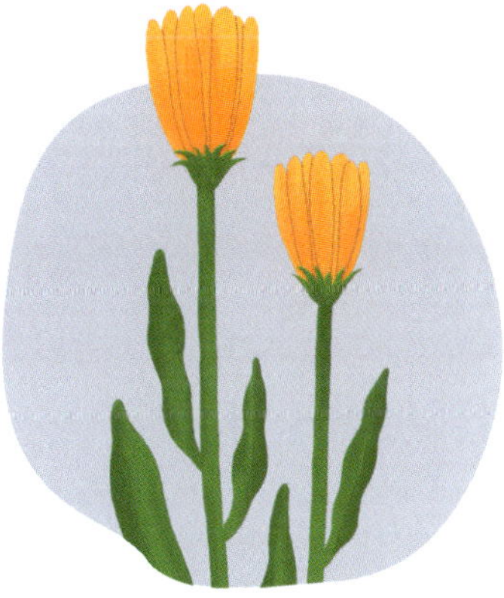

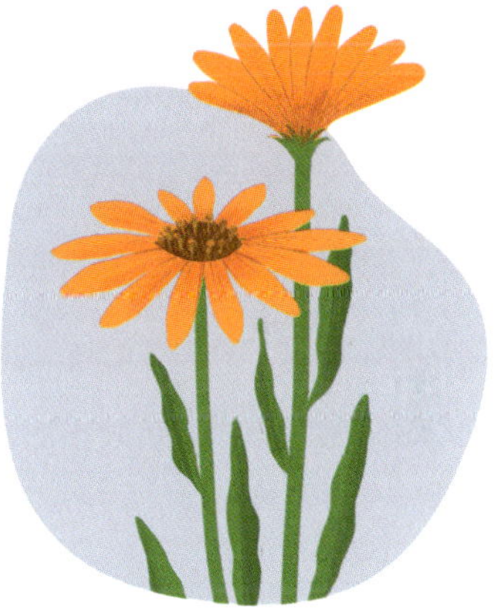

i

Neben Zeigerpflanzen gibt es auch Zeigertiere. Ein solches ist beispielsweise der Maulwurf. Mit seinen flinken Schaufeln durchlüftet er den Boden, dreht die Erde um. Obwohl Gartenmenschen den Maulwurf nicht wirklich lieben, zeigt er ihnen allein durch sein Bleiben, dass der Boden in Ordnung ist. Denn nur dann findet der Maulwurf reichlich Nahrung. Früher haben die Menschen die Erde des Maulwurfhügels abgetragen und als Blumenerde genutzt, weil sie so feinkrümelig war. »Eine gute Erde«, nannte das meine Großmutter. Für ihre Blumentöpfe hat sie die Erde der Maulwurfshügel von den Wiesen geholt. Nie im Leben hätte sie Blumenerde gekauft.

DIE VIELEN JAHRESZEITEN DES GARTENS

**Es war eine Mutter, die hatte vier Kinder:
den Frühling, den Sommer, den Herbst und den Winter.
Der Frühling bringt Blumen, der Sommer den Klee,
der Herbst, der bringt Trauben, der Winter den Schnee.**

Im Kinderlied klingt alles einfach: Da gibt es vier Jahreszeiten, und alle haben ihre Aufgaben und beginnen immer an einem bestimmten Datum. Im Gartenjahr ist das anders. Mit vier Jahreszeiten kommt man hier nicht durch: Neun »natürliche Jahreszeiten« kennt der Garten, dann folgt die zehnte Jahreszeit, die längste: der Winter. Die Wissenschaft, die dies belegt, heißt Phänologie. Sie beschäftigt sich mit den jahreszeitlich bedingten Erscheinungsformen bei Tier und Pflanze.

i

DIE »PHÄNOLOGIE«
Carl von Linné, Naturforscher und Botaniker aus Schweden (1707–1778), beschäftigte sich mit den Erscheinungen der Natur und legte so einen Grundstein für spätere Forschungen. Vor rund zweihundert Jahren begannen sich auch Meteorologen mit den Pflanzen zu beschäftigen. Es wurden Beobachtungsstationen eingerichtet, Pflanzen und Pflanzenwachstum dokumentiert und verglichen: Was blüht in welchen Regionen zu welcher Zeit und in welcher Reihenfolge? Geforscht wurde in erster Linie im Dienste der Meteorologie, denn Pflanzen sind auch gute Wetterpropheten. Die Gartenmenschen durften von den Erkenntnissen dieser Beobachtungsstationen profitieren.

Die Natur lebt in einem eigenen Rhythmus. Jede Pflanze hat ihre Zeit, und eins folgt aufs andere. Sobald die ersten Schneeglöckchen aus der kalten Erde treiben und zu blühen beginnen, ist es Vorfrühling geworden – so beginnt das Gartenjahr. Meist ist das Ende Februar, aber es kann auch Ende Januar sein oder in langen, kalten Wintern Mitte März. Wenn die Forsythien blühen, beginnt die zweite Jahreszeit, der Erstfrühling, da blühen auch die Kirsch- und Birnbäume. Blüht der Flieder, ist es Vollfrühling, blüht der Holunder, hat der Frühsommer begonnen.
Das Schöne an diesem Leben mit den vielen »Jahreszeiten« ist, dass die Gärtnerin und der Gärtner wieder lernen, mit der Natur zu leben. Das ist etwas, was uns heute schon recht fremd geworden ist. Die Bauern sprachen früher zwar nicht von Vorfrühling/Erstfrühling/Vollfrühling, aber sie lebten im Kreislauf der Jahreszeiten. Sie wussten: Sobald der Bergahorn seine Blätter bekommen hatte, war

es an der Zeit, das Sommergetreide zu säen. War dieses Sommergetreide schön grün auf den Feldern ausgetrieben, wurden Kartoffeln angebaut.
Tatsächlich ist dieses Wissen um das Wachsen und Blühen im Kreislauf eines Jahres uralt und für die Naturvölker Teil ihres Lebens. Von den Indigenen Nordamerikas wird erzählt, dass sie ihre Monate nach den Ereignissen in der Natur benannt haben: *Mond der knospenden Bäume* oder *Mond der fallenden Blätter*. Auch bei uns sagen Bauersleute noch manchmal: »Ich bin während der Ernte geboren«, dann wissen alle, dass der Monat Juli gemeint ist.

i

Auch Tiere zeigen die Jahreszeiten an: Der erste Kuckuck, die ersten Schwalben, die ersten Bienen, die ersten Schmetterlinge sind »Zeigertiere« der Frühlingszeit. Wenn es langsam »herbstelt«, machen sich die Schwalben auf die Reise, bald darauf kommen die Krähen, und im Spätherbst zieht sich der Igel in sein Winterquartier zurück.

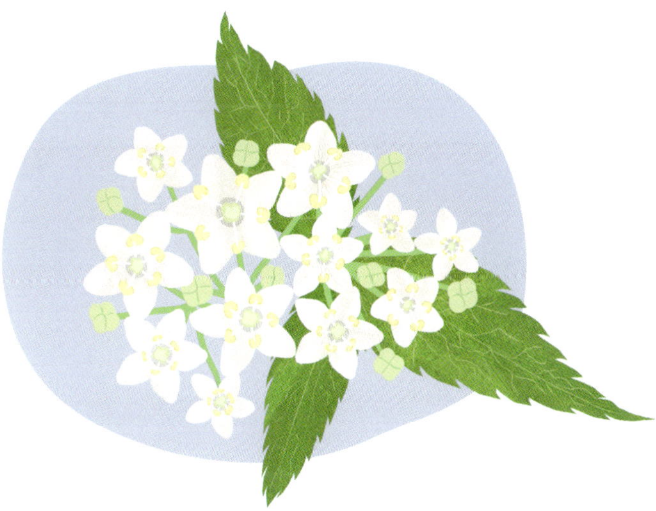

DIE ZEHN JAHRESZEITEN UND WORAN WIR SIE ERKENNEN

VORFRÜHLING
Schneeglöckchen, Märzenbecher, Haselnuss und Winter-Jasmin blühen, der Bergahorn treibt aus, die Salweide blüht.

ERSTFRÜHLING
Forsythien, Beerensträucher, Kirschbaum, Birnbaum, Schlehdorn, Ahorn blühen, Birke und Buche werden grün.

VOLLFRÜHLING
Apfelbaum, Flieder und Rosskastanie blühen, Eichen bekommen grüne Blätter.

FRÜHSOMMER
Holunder, Robinie und die Sommerwiesen blühen, auf den Feldern blüht der Roggen.

HOCHSOMMER
Linden und Wegwarte blühen. Johannisbeeren sind reif. Auf den Feldern blühen die Kartoffeln, und das Getreide wird reif zur Ernte.

SPÄTSOMMER
Äpfel sind reif, auch Felsenbirnen, Holunderbeeren und Ebereschen; das Heidekraut blüht.

FRÜHHERBST
Hagebutten sind reif, auch Birnen und viele Obstsorten; die Herbstzeitlose blüht.

VOLLHERBST
Kastanien, Walnüsse, Quitten sind reif, Kartoffeln werden geerntet, die ersten Bäume verfärben sich.

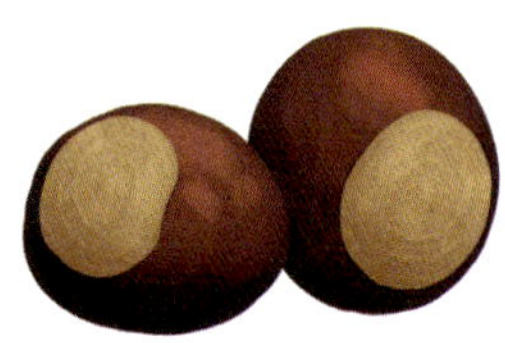

SPÄTHERBST
Die Bäume verlieren das Laub, damit beginnt die ruhige Phase der Vegetationszeit. Je nach Witterung und Feuchtigkeit dauert der Spätherbst kurz oder lang. Haben alle Bäume ihre Blätter verloren – das geschieht beispielsweise beim ersten Frost –, ist der Spätherbst zu Ende.

WINTER
Zeit der Ruhe und des Wartens. Bis dann wieder die ersten Schneeglöckchen blühen und die Haselnuss.

GESPRÄCHE MIT PFLANZEN

Gibt es auf unserem Planeten etwas Lieblicheres als Blumen? Etwas Notwendigeres als Pflanzen? Der grüne Teppich, in den sich Mutter Erde hüllt, ist der eigentliche Nährboden menschlichen Lebens.

Peter Tompkins und Christopher Bird
»Das geheime Leben der Pflanzen«

»Das geheime Leben der Pflanzen« heißt ein berühmtes Buch von Peter Tompkins und Christopher Bird, es ist 1977 erschienen und gilt noch heute als Kultbuch für Pflanzenfreunde. Beide Autoren haben ein abenteuerliches Leben gelebt und sich vielleicht gerade deshalb irgendwann mit offenem Herzen in die Welt der Pflanzen begeben. In ihrem Buch stellen sie die Pflanzen als »Lebewesen mit Charakter und Seele« vor und öffnen ein Tor in eine neue Betrachtung der Welt. Es ist spannend, von Forschern zu lesen, die mit Pflanzen arbeiten und in wissenschaftlich gesicherten Versuchen herausfanden, dass Pflanzen wie lebendige Wesen reagieren. Sie reagieren auf jede Art von Zuwendung durch Menschen, egal ob Blume, Strauch oder Baum. Pflanzen spüren unsere Zuneigung, unsere Freude, unser Glück, den Schmerz, die Verzweiflung, die Aggression und antworten, indem sie sich uns zuwenden oder sich zurückziehen, indem sie aufblühen oder verkümmern. Es wurden Versuche durchgeführt, bei denen Kürbispflanzen Musik vorgespielt wurde. Jene Pflanzen, die Haydn oder Schubert hörten, wuchsen der Schallquelle richtig entgegen, die Kürbisse, die mit überlauter rockiger Musik beschallt wurden, versuchten, dem Lärm auszuweichen. Die Kürbispflanzen, die »glücklich« aufwachsen durften, brauchten zum Großwerden wesentlich weniger Wasser als die unzufriedenen. Das Beispiel von den Kürbissen ist nur eines von vielen im erwähnten Buch, das voller fantastischer Berichte und ein Erlebnis für alle ist, die Pflanzen lieben.

Fakt ist: Pflanzen reagieren auf Bodenverhältnisse, auf Lichtverhältnisse, auf die Witterung, auf Töne und Geräusche und auf jede Art von Zuwendung. Ob sie auch eine Seele haben? An dieser Frage scheiden sich zwar nicht die Gartengeister, sehr wohl aber die Geister der Gartenmenschen. Und jeder, der im Garten steht und Energie aufnimmt, wird für sich selbst entscheiden, woher dieser Energiestrom kommt, der so angenehm wohltuend wirkt, voll Kraft ist und voll Harmonie.

Jeder Grashalm hat seinen Engel, der ihm zuruft: Wachse, wachse!

Talmud

SCHULE FÜR DIE SINNE

ALL DIE FARBEN SEHEN

Der Gartetn öffnet seinen Menschen ein Tor in das Reich der Sinne, mit einem Farbenspiel, das sich im Lauf der Jahreszeiten ändert. Jede Farbe erzählt etwas, jede Farbe wirkt auf das Gemüt des Menschen. Den Anfang machen die hellen Farben des Frühlings – weiß blühen die Schneeglöckchen und die Christrosen, gelb die Schlüsselblumen und der Löwenzahn, blau die Leberblümchen, rosa das Lungenkraut. Im frühen Sommer zeigt der Garten ein Grün in einer Vielfalt an Schattierungen, die kaum zu beschreiben ist. Je voller der Sommer wird, umso dunkler wird das Grün. Grün ist die Farbe der Hoffnung, sie wirkt beruhigend und entspannend.

TIPP • TIPP • TIPP •

Hildegard von Bingen empfahl bei Augenleiden, den Blick auf etwas Grünes im Garten zu richten und dort zu verweilen.

Die Farben des Sommers sind satt und voll wie die der Rosen, bunt in allen Tönen. Blau blühen Salbei und Borretsch, gelb und orange Kapuzinerkresse und Ringelblume, strahlend gelb leuchtet die Sonnenblume. Mit den Dahlien in Rot, Gelb, Weiß – auch sie sind wie ein Spiegelbild der Sonne mit ihren strahlenförmigen Blütenblättern – wächst der Garten langsam Richtung Herbst und zieht sein »erdiges Kleid« an. Gelb und Orange werden dunkler, dazu kommt sanftes Violett, verblassendes Weiß und ein Grün, in dem schon Braun mitschwingt.

Die Farben des Gartens wechseln nicht nur durch das Jahr, auch während des Tages verändert der Garten durch die wandelnden Lichtverhältnisse sein Gesicht. Ein sommerlicher Garten sieht am Morgen ganz anders aus als zu Mittag oder am Abend. In der strahlenden Mittagssonne kommen die Blautöne der Blumen richtig zum Leuchten, die gelben Blüten bringt das Morgenlicht gut zur Geltung. Manche Gärten sind »Morgengärten«, manche leuchten zu Mittag in aller Pracht, manche entfalten im Abendlicht ihre volle Harmonie. Letzten Endes dürfen Gärtnerin und Gärtner für sich selbst herausfinden, was ihnen der Garten erzählt und wann sie sich dort am wohlsten fühlen.

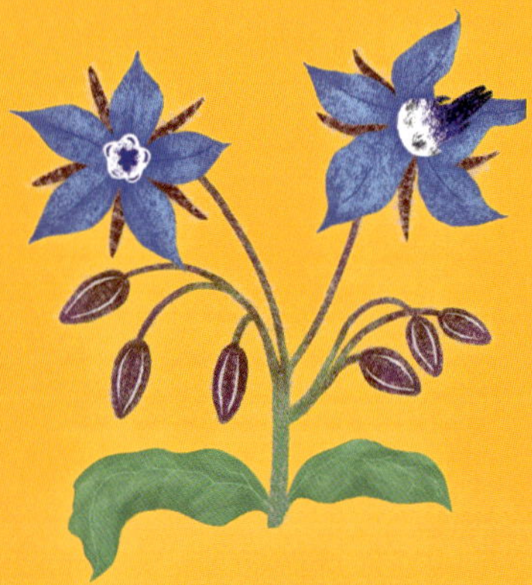

i

Vita Sackville-West (1892–1962), englische Schriftstellerin und Gartengestalterin mit enger Beziehung zu Virginia Woolf, hat 1950 gemeinsam mit ihrem Mann Harold Nicolson auf Sissinghurst Castle einen großartigen Garten gestaltet mit einem »Weißen Garten« als Höhepunkt. »The White Garden of Sissinghurst Castle« gilt als einer der schönsten Gärten Englands. Es ist ein Traum voll weiß blühender Pflanzen in allen Schattierungen, dazu Grau- und Silbertöne. Mittelpunkt des Gartens ist ein Pavillon, bewachsen von einer weißen Kletterrose. Das englische Klima mit seinen milden Wintern kommt dieser Gartengestaltung sehr entgegen. Wer bei sich daheim eine »weiße Ecke« einrichten möchte, beginnt das Jahr mit Christrose, weißen Krokussen, danach kommen Maiglöckchen, Frühlingsanemonen, weißes Tränendes Herz und weißer Phlox, im Sommer weißer Rittersporn, weiße Astern und Fingerhut, die silbrige Eselsdistel – von ihr gibt es sogar eine seltene Art mit weißen Blüten. Im Herbst weiße Herbstanemonen, weißer Sonnenhut und Schafgarbe. Und im Winter dann viel Schnee, hoffentlich …

DEM GARTEN ZUHÖREN

Wenn man in den Garten eintritt und den Lärm hinter sich lassen kann, ist das ein großes Geschenk. Manchmal liegt der Garten zwar nicht sehr abgeschieden, aber die Unruhe des Alltagslebens sollte in jedem Fall draußen bleiben. Stille ist heute sehr fremd geworden. Wer in sich ganz still wird, kann auch zuhören: Die Blätter rascheln, die Zweige bewegen sich, der Wind fährt durch Pflanzen und Sträucher. Schön ist auch der Ton des Wassers, sei es in einem Brunnen oder als ein kleines Biotop oder als beruhigend gleichmäßiger Landregen. Bienen, Libellen, Heuhüpfer – all die feinen Insekten tönen und summen um die Pflanzen und bilden an schönen Sonnentagen eine friedliche Geräuschkulisse. Abends laden die Grillen zum Konzert, wenn die Männchen um die Gunst ihrer Damen zirpen. Wer dem Garten zuhört, in dem können auch Erinnerungen an die Kindheit wach werden. An eine Zeit, in der wir all diese »Geräusche« bewusst wahrgenommen haben. Heute müssen wir das Hören wieder neu lernen, das ist wie eine Reise in eine fast vergessene Welt. Aber wenn man aufmerksam genug ist, weiß man am Ende eines Sommers, dass die Blätter junger Bäume im Frühling anders rascheln als die Blätter des Herbstes, dass kleine Igel nachts ganz schön laut sein können und dass die letzten Tropfen eines ausklingenden Regens, wenn sie auf die Blätter fallen, Teil eines uralten Liedes sind. Dem Garten zuhören, das hat auch heilende Wirkung für all jene, die unter großem Druck stehen oder schwer an ihrer Traurigkeit tragen. Da ist viel Trost in diesen Tönen und viel Geborgenheit.

Die ganze Natur ist eine Melodie,
in der eine tiefe Harmonie verborgen ist.

Johann Wolfgang von Goethe
(1749–1832)

SPECIAL

EINE NASE VOLL GARTEN

Wie eine Duftoase ist ein Kräutergarten mit Lavendel und Thymian, Salbei, Rosmarin und Minze. Der intensive Duft eines Gartens wird durch den Wind »vertragen« und erfüllt dann wunderbar die Luft. Aber auch andere Düfte sind in der Luft. Wenn beispielsweise im frühen Sommer die Linden blühen, kann man das abends weithin riechen.

Düfte nimmt man zu den verschiedenen Zeiten des Tages unterschiedlich wahr, weil wir eingebettet sind in ein Ganzes aus Sonne, Wärme und Feuchtigkeit. Die Pflanzen verströmen die Düfte auch nie gleich. Manche duften abends, andere morgens, manche in der prallen Sonne. Die Pflanzen haben einen wichtigen Grund zu duften, denn es gilt, Insekten anzulocken, damit die Bestäubung erfolgen kann. Übersetzt in die »Menschensprache« handelt es sich also um ein sehr erotisches Geschehen. Kräuter, die die Bienen zur Bestäubung brauchen, senden ihre Duftstoffe am Tag aus. In der Nacht duften jene Pflanzen, die von Nachtfaltern bestäubt werden. An Regentagen duftet ein Garten anders als an Sonnentagen, denn bei Regen sind die Bienen nicht unterwegs und es lohnt sich daher für die Pflanzen gar nicht, Geruch zu verströmen. Aber auch im Garten selbst gibt es ganz unterschiedliche Dufterlebnisse. So ist es spannend, zu erleben, dass jede Ecke des Gartens täglich neu riecht.

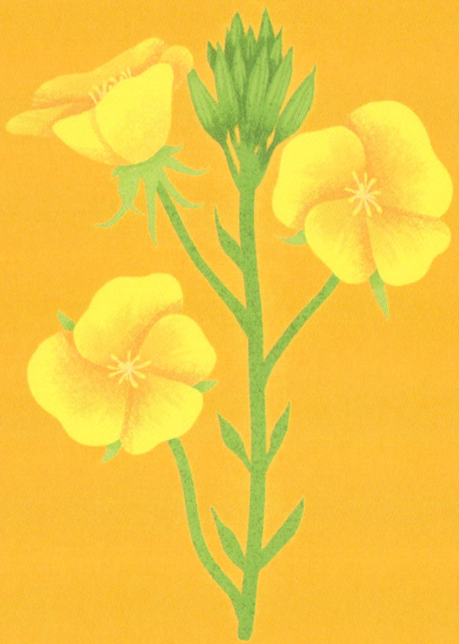

i

Zu den angenehm duftenden Pflanzen zählen Lavendel, Veilchen, Waldmeister, Pfingstrosen, Flieder, Phlox, Nachtkerzen und natürlich die Rosen. Kräuter duften beinahe alle, sogar die Brennnesseln – sie riechen nach Pflanzenkraut und Erde und vielleicht ein bisschen nach Ameisen, vor allem am Vormittag.

TIPP • TIPP • TIPP •

DER DUFTRASEN, EINE BESONDERHEIT IM GARTEN

Die begehbare Fläche des Gartens wird nicht mit Gras, sondern mit Kräutern bebaut: Das sollen stark duftende Kräuter sein, die es nicht krummnehmen, wenn man auf sie tritt. Wenn sie dicht nebeneinander wachsen, sind sie wie ein Teppich und duften, wenn man darübergeht. Besonders geeignet für Duftrasen sind Sand-Thymian, eine bestimmte Kamillenart oder ein flach wachsender Bodendecker, etwa der Fiederpolster. Diese Kräuter sind trittsicher und wachsen so dicht nebeneinander, dass sich kein Beikraut mehr dazwischendrängt.

Von denen aber, die man mit Füßen tritt und zerdrückt, gibt es drei an der Zahl: Sie heißen Pimpernelle, Thymian und Pfefferminze. Man sollte ganze Alleen davon ziehen, will man sich beim Lustwandeln die Lust ihres Duftes verschaffen.

Francis Bacon
(1909–1992)

ALLES BERÜHREN UND SPÜREN

Kinder tun es selbstverständlich – alles mit den Händen erfahren. Im Garten bietet sich auch für Erwachsene die Möglichkeit, den meist verkümmerten Tastsinn wieder zu entfalten. Da kann man Grashalme, Blüten, Blumenblätter mit den Fingern berühren und staunen, wie sich alles anfühlt. Es gibt glatte und weiche Blätter, behaarte und klebrige, harte und pelzige. Da sind Gräser, die fühlen sich im Frühling jung und weich an, je weiter der Sommer fortschreitet, umso kräftiger werden sie, bis sie dann fest und beinah holzig sind. Wer die Blütenköpfe des Löwenzahns berührt, wenn sie in voller Pracht stehen, bekommt vom Blütenstaub ganz gelbe Finger. Das Löwenmaul, auch Froschgoscherl genannt, hat noch jedes Kind begeistert: Die Blüten lassen sich durch leichten Druck öffnen und schließen, wie ein kleines Maul eben. Auch Bäume kann man berühren. Die junge, weiße Rinde der Birken fühlt sich an wie Papier, die Rinde alter Bäume ist rau und rissig. Wer sich an einen Baum lehnt, fühlt die Ruhe und die Kraft, die von ihm ausgeht und darf ein Gefühl des Geborgenseins spüren. Aber es gibt noch viel mehr zu erfühlen und erspüren: eine Wurzel ausgraben, von der Erde reinigen, gründlich abwaschen und erleben, wie lange das dauert, bis die gesamte Erde abgegangen ist. Oder mit den Händen in der Erde graben und staunen, was die alles spüren können. Der Garten ist ein guter Lehrmeister und bietet dem Menschen die Gelegenheit, sich daran zu erinnern, dass wir die Welt mit allen Sinnen erfassen können.

DIE GÄRTNER UND IHR UNKRAUT

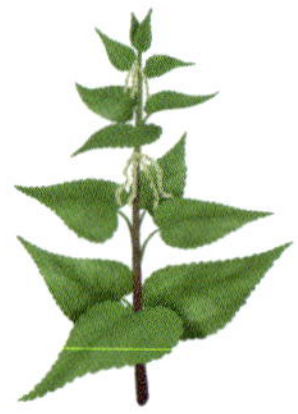

Die meisten »Unkräuter« zählen in Wahrheit zu den Heilkräutern und wachsen dort, wo sie es für richtig halten – manchmal an den erstaunlichsten Orten! Sie mühen sich durch Ritzen im Beton, plagen sich zwischen Steinen hervor und wachsen auf alten Holztischen aus Fugen. Diese Kräuter sind voll Kraft und Ausdauer, sie setzen sich fast überall durch. Sie blühen, samen aus und vermehren sich rasant. Die sogenannten »Pionierpflanzen« sind die ersten Pflanzen, die sich in kargen, unwirtlichen Gegenden wieder ans Licht mühen – sie sind Boten für einen Neuanfang. Heute sprechen Gartenmenschen oft nicht mehr von Unkraut, sondern von Beikräutern oder Wildkräutern. – Wir sind dabei, zu lernen, und das ist tröstlich. Im Frühling genießen diese Kräuter sogar ein gewisses Ansehen, weil sie so gesund und vitaminreich sind: Brennnessel, Sauerampfer, Breitwegerich, Gundelrebe sind, richtig zubereitet, wahre Leckerbissen. In den Beeten will diese Wildkräuter trotzdem niemand haben, im Rasen auch nicht. Dabei wird heute in vielen Gartenzeitungen bereits angeregt, einen »Kräuterrasen« anzulegen, in dem Wildkräuter wachsen, über den die Kinder laufen dürfen und der nur drei Mal in der Saison gemäht werden muss – wenn er viel strapaziert wird, nur alle paar Wochen. Im Frühling wachsen im Kräuterrasen Veilchen, Primeln, Löwenzahn, Gänseblümchen, später Baldrian, Minze und Melisse, im Sommer Mohnblumen, Mondviolen, Akeleien. Der Kräuterrasen ist stets voll bunter Farbkleckse, und die Insekten freuen sich darüber. Viele der Unkräuter haben wertvolle Inhaltsstoffe, sie enthalten Vitamine, Enzyme, Spurenelemente und noch allerlei sogenannte Vitalstoffe. Sie tragen zur Gesundung des Bodens bei, transportieren Mineralstoffe aus den tieferen Erdschichten nach oben und lassen auf diese Weise die anderen Pflanzen daran teilhaben.

Wer das Unkraut dennoch nicht in seinem Gemüsegarten haben will, muss sich dem »Kampf gegen das Unkraut« stellen. Dabei hat sich die mechanische Bearbeitung stets gut bewährt: den Boden regelmäßig harken, auflockern, das Unkraut umhacken. Am besten geschieht das im hellen Sonnenlicht, da stirbt das Kraut ab. Dem Boden tut dieses Bearbeiten auch gut, die obere Schicht wird durchlüftet, und grobe Erdklumpen werden zerkleinert. Kräuter müssen mit den Wurzeln ausgestochen werden, denn die Wurzeln erholen sich und treiben neu aus. Wer wirklich viel Unkraut im Garten hat, kann es auch »ersticken«: Einen alten Teppich oder festen Karton auf die jeweilige Fläche legen. Darunter wächst dann bald gar nichts, durch das Fehlen von Sonne, Regen und Wind stirbt alles ab.

TIPP • TIPP • TIPP •

Mulchen hilft auf natürliche Weise gegen Unkraut: Das Wort »Mulch« kommt aus dem Englischen und benennt »nicht verrottetes organisches Material«. Wer »mulcht«, bedeckt den Boden mit einer Schicht aus organischen Stoffen, wie Grasschnitt und Pflanzenreste, die im Garten anfallen (dicke Stängel, Blätter von Blumen und Gemüse). Diese Schicht ist ein Schutz vor der Sonnenbestrahlung und bindet Feuchtigkeit. Die Kleinstlebewesen, die in der oberen Erdschicht leben, schützt man so vor Hitze, sie sind es, die den Boden beleben und das Wachstum der Pflanzen stärken. Auch Stroh eignet sich zum Mulchen, doch da sollte man Hornspäne dazustreuen, denn das gibt Energie. Manche Wildkräuter, die ausgezupft oder abgeschnitten wurden, kann man auch unter das Mulchmaterial streuen. Sehr gut eignen sich die Blätter der Brennnessel (ohne Blüten oder Samen) sowie die Blätter vom Beinwell. Letztere sind vor allem für Tomatenpflanzen eine gute Nahrung. Nicht geeignet sind Wildkräuter mit langen Wurzeln. Die Mulchschicht soll nicht zu dick sein, damit sie nicht fault. Sie soll verrotten und dadurch den Boden verbessern. Wenn man von Zeit zu Zeit neuen Mulch ausbringt, dann hat das Unkraut fast keine Chance.

UNKRAUT IN DER KÜCHE

Die Blätter von Giersch, Brennnessel und Löwenzahn können im Prinzip wie Blattspinat verarbeitet werden. Die jungen Blätter sind zart und schmecken feiner als ältere.

JUNGER GIERSCH
passt, fein gehackt, gut in den Salat.

LÖWENZAHNBLÄTTER
schmecken wunderbar als Salat, auch gut zu Kartoffelsalat.

LÖWENZAHNBLÜTEN
kann man essen, sie sind sehr süß. Man kann Sirup aus ihnen bereiten, Gelee oder Likör.

BRENNNESSELN
kann man den ganzen Sommer über verwenden, wenn man junge Blätter hat. Jedes Spinatrezept eignet sich auch für ihre Zubereitung.

LÖWENZAHNWURZELN
müssen gut gewaschen und gebürstet werden, dann können sie frisch im Salat gegessen werden. Sie schmecken bitter, doch darüber freut sich die Leber.

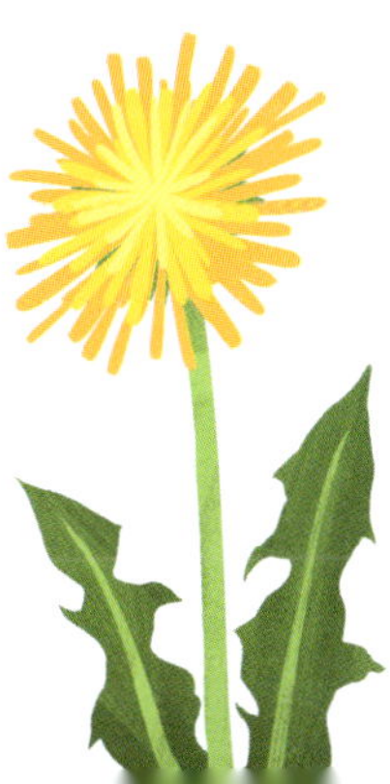

GENUSSREZEPT

KRÄUTERSUPPE

Dieses Rezept soll lediglich als Anregung dienen, denn eine Kräutersuppe ist immer ein Original. Sie schmeckt zu jeder Jahreszeit anders, weil man nie dieselben Kräuter zur Verfügung hat bzw. die Kräuter selbst auch immer unterschiedlich intensiv bzw. in unterschiedlicher Menge vorhanden sind. Die Suppe verträgt reichlich Kräuter, es sollten mindestens 2 Handvoll verwendet werden, aber auch 5 Handvoll sind nicht zu viel.

Zutaten:

Wildkräuter: Brennnesselblätter, Giersch, Vogelmiere, Gänseblümchen, Löwenzahnblätter, Wegerichblätter (Spitzwegerich, Breitwegerich), Sauerampfer, Bärlauch

Oder Gartenkräuter: Dill, Borretsch, Petersilie, Kerbel, Liebstöckel, Minzeblätter, Majoran.

Kapuzinerkresseblüten und Borretschblüten sind schön als Dekoration

1 Zwiebel

2 EL Öl

1 EL Mehl

ca. 1 l Wasser, Rindssuppe oder Gemüsebrühe zum Aufgießen

Salz

Pfeffer

Zubereitung:

Kräuter fein hacken (oder, wenn man die Suppe passieren will, grob hacken). Zwiebel fein hacken und in Öl andünsten. Mit Mehl stäuben, mit Flüssigkeit ablöschen und aufgießen. 10 Minuten sanft köcheln lassen, dann die Kräuter (bis auf einen kleinen Rest zum Bestreuen) dazugeben und kurz mitköcheln lassen. Mit Salz und Pfeffer abschmecken. Zum Schluss die restlichen Kräuter darüberstreuen.

Wer mag, kann etwas Crème fraîche unter die Suppe rühren oder sie mit gerösteten Brotwürfeln garnieren.

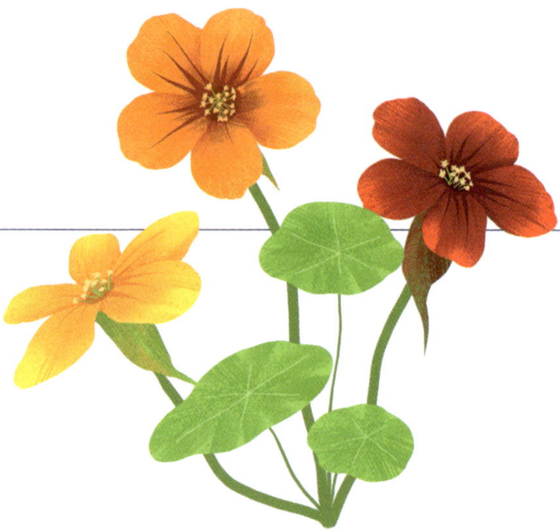

DAS ELEND DER CHEMIE IM GARTEN

Wirklich begonnen hat der Einsatz der Chemie im Garten nach dem Zweiten Weltkrieg. Kaum ging es den Menschen ein bisschen besser, haben sie sich von der chemischen Industrie einlullen lassen und drauflosgesprüht, -gestaubt, -gestreut. In Mitteleuropa wurde in den 1960er und 1970er Jahren sorglos und achtlos in den privaten Haushalten »Schädlingsbekämpfungsmittel« verwendet, deren verheerende Folgen in den USA bereits seit Jahren bekannt waren. Alles, was man nicht haben wollte, wurde chemisch bekämpft: Pflanzen, Insekten, Mäuse. In der Zeit zwischen 1947 und 1960 hat sich die Produktion von »Schädlingsbekämpfungsmitteln« verfünffacht. Die Produktionszahlen sind atemberaubend.

Weder die Tier- noch die Pflanzenwelt hat sich in diesen 13 Jahren so verändert, dass eine derartige Giftproduktion nötig gewesen wäre. Aber die Industrie, die Wirtschaft, hat uns eingeredet, dass wir es brauchen, das Gift. Und wir haben es verwendet, als wäre es Puderzucker. Ich erinnere mich, dass es in meiner Kindheit einen kleinen runden Behälter aus Pappe gab, darauf stand »DDT«. Damit konnte man Ameisenstraßen bestreuen, und wir haben das auch getan. Bis dahin hatte meine Oma die Ameisen aus der Küche mit Essig oder Lavendelöl vertrieben. Das war zwar unvergleichlich billiger, aber eben altmodisch. Welches Gift wir da in die Welt gestreut haben, davon hatten wir keine Ahnung. Die, die es produziert haben, wussten das schon längst.

Im Jahr 1962 kam das Buch »Der stumme Frühling« der Biologin Rachel Carson heraus. Sie beschreibt darin die verheerenden Folgen der chemischen Gifte, mit denen Wiesen und Felder, Gärten und Wälder großflächig besprüht worden waren. Eine heftige Diskussion war die Folge.

Es hat, wie so oft, wenn es ums große Geld der Industrie geht, lange gedauert, bis ein Umdenken begonnen hat. Eine ganze Generation ist mit diesem selbstverständlichen Umgang mit chemischen Giften aufgewachsen. Für viele ist es bis heute unvorstellbar, dass ein Garten ohne chemischen Dünger, ohne Unkrautvernichtungsmittel auskommt.

Wir haben verlernt, darauf zu vertrauen, dass in dieser Welt sich eins ins andere fügt, dass jeder seinen Platz hat und seine Aufgabe und dass keine Pflanze grundlos wächst. Dass auch vor der Zeit der chemischen Dünger und Bekämpfungsmittel Bauern und Gärtner Getreide, Gemüse und Pflanzen angebaut und geerntet haben und alles wunderbar funktioniert hat, kommt den Anwendern von Chemie nicht in den Sinn.

Man hat eine Gemeinschaft von Lebewesen mit einem Hagel von Chemikalien überschüttet, sie mit einer Waffe bekämpft, die so primitiv ist wie die Keule eines Höhlenmenschen.

Rachel Carson
(1907–1964)

Aus dieser »Chemie-Falle« auszusteigen, das ist ein langsamer, mühsamer Prozess. Aber er hat begonnen und wird, wie viele steinige Wege, ein gutes Ende nehmen. Es hat vieler Initiativen bedurft, mühevoller Aufklärung und großen Engagements vieler Menschen, die für ihren Einsatz oft angefeindet wurden. Aber heute hat der Großteil der Gartenliebhaber begriffen, dass die Verwendung von Gift im Garten fahrlässig ist und schädlich – für den Boden, für die Tiere des Gartens, für die Früchte, die Kräuter, das Gemüse und den Menschen, der all das isst. Denn die Letzten in dieser »Nahrungskette« des Giftes sind wir selbst.

TIPP • TIPP • TIPP •

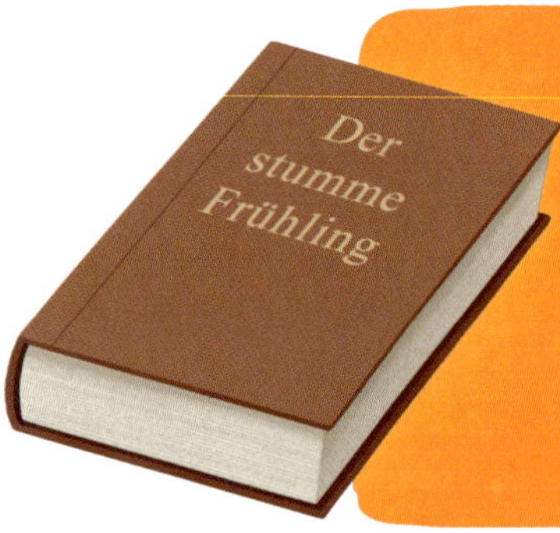

Wenn Sie in den stillen Wintermonaten Zeit finden, ein interessantes Buch zu lesen, greifen Sie zu Rachel Carsons Buch »Der stumme Frühling«. Es ist spannender als jeder Krimi. Es ist zwar schon über sechzig Jahre alt, aber zeitlos interessant und lesenswert.

i

In der Natur gibt es keine »Schädlinge«. Schnecken, Raupen, Ameisen, Käfer, Läuse und Wühlmäuse sind Teil der Natur. Wenn das ökologische Gleichgewicht stimmt, hat jedes Wesen seinen Platz und seinen Sinn im großen Lebensraum Natur. Und auch seinen natürlichen Feind. Darauf zu achten, dass dieses Gleichgewicht gegeben ist, ist eine große Aufgabe für Pflanzenfreunde.

GARTENMENSCHEN AUF SCHNECKENJAGD

»Die Schnecke ist der Feind des Gärtners«, sagt meine Freundin Angelika, rührt versonnen in ihrer Teetasse und sticht mit der Gabel genüsslich ein Stück vom Kuchen ab. Dabei erinnert sie sich an die vielfältigen Methoden der Schneckenbekämpfung in ihrer Kindheit, und man fühlt sich in einen Agatha-Christie-Krimi versetzt. Es ist vom Zertreten des Feindes die Rede, vom Zerhacken, vom Einsammeln durch Aufspießen mit Spezialgeräten, mit denen man sich nicht mehr bücken muss, vom Ertränken in verschiedensten Flüssigkeiten, vom Entsorgen im Fluss oder – ganz gemein – vom Über-den-Zaun-Werfen in Nachbars Garten.

Seit beinahe vierzig Jahren ist das heimische Gartenland beliebtes Zuhause der Spanischen Wegschnecke. Gerüchten nach soll sie mit einer Lieferung Salat aus Spanien eingeschleppt worden sein, Fachleute bezweifeln das aber. Auf jeden Fall fühlt sie sich in unseren Breiten sehr wohl und gedeiht prächtig.

Was diese orangebraune Nacktschnecke so besonders lästig macht, ist, dass sie bei uns keine natürlichen Feinde hat. Die Igel mögen sie nicht und auch nicht die Kröten, vermutlich schreckt sie der bittere Schleim ab, den diese Schnecke absondert. Als Retter in der Not sind die Indischen Laufenten eingesprungen, denn sie fressen die Schnecken. Leider schmecken ihnen auch Pflänzchen des Gartens, und so muss man auch die Laufenten beaufsichtigen. Es gibt heimische Grabkäfer, die die Eier der Spanischen Wegschnecken fressen, auch die heimischen Schnecken tun das, womit zumindest das Problem für das kommende Jahr eingedämmt wird.

Wer abends in seinem Garten sitzt und den Pflanzen beim Wachsen zuhört, kann manchmal ein leises »Knack, Knack« vernehmen – die Schnecken beißen zu. Mit ihren Raspelzungen fressen sie sich durch Salatblätter, essen Basilikum komplett auf und naschen von den reifen Erdbeeren. Auch Blumen lieben sie: Zinnien, Lupinen, sogar die geruchsintensiven Tagetes werden in einer Nacht bis auf die Stiele abgefressen. Spanische Wegschnecken fressen fast alles, auch die scharfen Radieschen, nur die lästigen »Unkräuter« lassen sie in Ruhe. Angeblich schafft eine Nacktschnecke pro Nacht eine Erntestrecke von über zwanzig Metern.

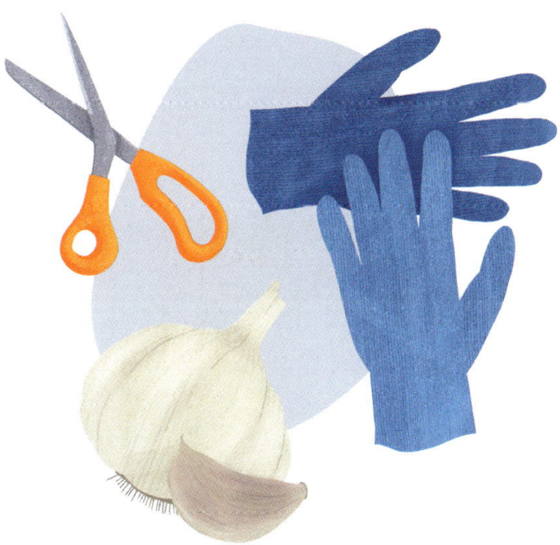

Die Schnecken bestehen zum Großteil aus Wasser, vertragen keine Sonne und können daher nur bei Regen oder in der Nacht bzw. in der Dämmerung verfolgt werden. Wenn Ihre Nachbarn also in der Nacht mit Eimer und Messer in den Garten gehen – ängstigen Sie sich nicht. Die sind auf Schneckenjagd. Am Tag halten die Schneckenjäger Ausschau unter Holzbrettern, unter – in heimtückischer Absicht – aufgestellten, umgestülpten Blumentöpfen, unter Regenwassertonnen – einfach überall, wo es dunkel und feucht ist.

Wenn Gartenmenschen Schnecken aufstöbern, kommt es oft zu skurrilen Szenen. Mit einer Hacke bewaffnet, lauern sie den schleimigen Ungeheuern auf, hauen sie entzwei und sammeln die Reste auch noch ein, damit nicht andere Schnecken sich nach Art der Kannibalen an ihnen gütlich tun. Die angeblich »humanste« Art des Tötens ist es, die Schnecken mit einem scharfen Messer in der Mitte durchzuschneiden. Das klingt alles recht schaurig und grausam, aber die Alternative wäre Schneckengift, und so etwas hat im Garten nichts verloren.

TIPP • TIPP • TIPP •

GEGEN DIE SCHNECKENPLAGE

Zu den Pflanzen, die Schnecken nicht mögen, gehören aromatische Kräuter und jene, die harte Stängel haben. Beispielsweise Lavendel, Thymian, Kapuzinerkresse, Liebstöckel, Rosmarin und Salbei. Wer seine Gemüsepflanzen schützen will, pflanzt am Rand des Beetes Kräuter zum Schutz: Oregano, Minze, Schafgarbe, Majoran, Kamille – oder Knoblauch.

Ein beliebtes Hausmittel gegen die Nacktschneckenplage ist das Ausstreuen von gehackten Eierschalen, von Holzasche oder Gesteinsmehl. Allerdings muss da ein wirklich breiter Streifen um die Beete bzw. Pflanzen gestreut und regelmäßig erneuert werden. Denn Schnecken meiden alles, was trocken ist, weil sie Feuchtigkeit brauchen. Auch Kaffeesud (Kaffeesatz), zum Schutz rund um die Pflanzen gestreut, hilft nur vorübergehend.

Beliebt sind selbst gemachte Bierfallen: Gefäße mit Bier in die Erde stellen, die Schnecken kriechen hinein und ertrinken. Auch ein Schneckenzaun ums Beet bietet einigen Schutz.

Im Kampf gegen die Schnecken ist es ratsam, im Herbst die Schneckeneier aufzustöbern und zu vernichten. Man findet sie im Kompost, unter Holzbrettern oder auch im Moos. Wer so ein Schneckengelege beseitigt, hat viel erreicht, denn eine Nacktschnecke legt zwischen 200 und 400 Eier.

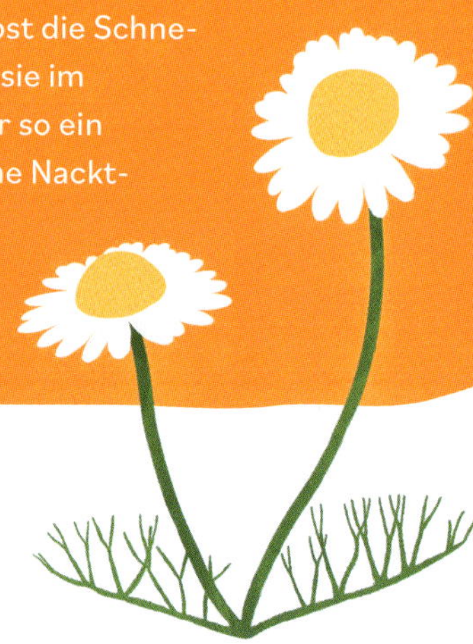

DER GARTEN IN HARMONIE

Es gibt Gärten, da wurzeln die Pflanzen gut ein, da ist ein Blühen und Gedeihen, da gibt es weniger Engerlinge und Nacktschnecken und alles ist »im Lot«. Meist heißt es: Dort arbeiten Menschen mit »grünem Daumen«. Und die Kräuter reagieren darauf.

Wer viel mit Pflanzen arbeitet, lernt bald, dass Mensch und Pflanze einander gegenseitig beeinflussen, dass es zu einem Miteinander kommt, manchmal sogar zu einer innigen Beziehung. Und viele Menschen können gar nicht anders, als mit den Pflanzen zu reden. Meist sind das Menschen, die gut »geerdet« sind.

Ein guter Garten ist ein Ort, an dem Harmonie herrscht. Wer sich nicht zutraut, so einen Ort selbst zu schaffen, kann das auch mithilfe von Experten und guter Planung bewerkstelligen. Es gibt Gärten, die werden vom Geomanten besucht und energetisch in Balance gebracht: Licht- und Schattenplätze, Wasserstellen oder Brunnen und Steingärten werden dann an die richtigen Stellen gesetzt. Viele Landschaftsarchitekten arbeiten heute bereits mit der Geomantie, dem Wissen von den Energiefeldern der Erde.

Aber auch Fernöstliches fließt ein: Es gibt Feng-Shui-Gärten, Yoga-Gärten, Qigong-Gärten. Und nach den Gesundheitsgedanken des Pfarrers Sebastian Kneipp werden wunderbar stimmige Kneipp-Gärten errichtet – in Kuranlagen und auf einigen auserwählten privaten Grundstücken.

Da hat jeder größere Baum seinen Frieden um sich und streut seinen Schatten auf einen schönen stillen Fleck oder auf einen breiten, geraden, rechtschaffenen Weg, die Blumen sind dort, wo sie wollen und sollen, als hätte die Sonne selbst sie aus der Erde hervorgeglüht, und der Efeu hat sich mit jedem Stück Holz und Mauer zusammengelebt, als könnte eins ohne das andere nicht sein.

Hugo von Hofmannsthal
(1874–1929)

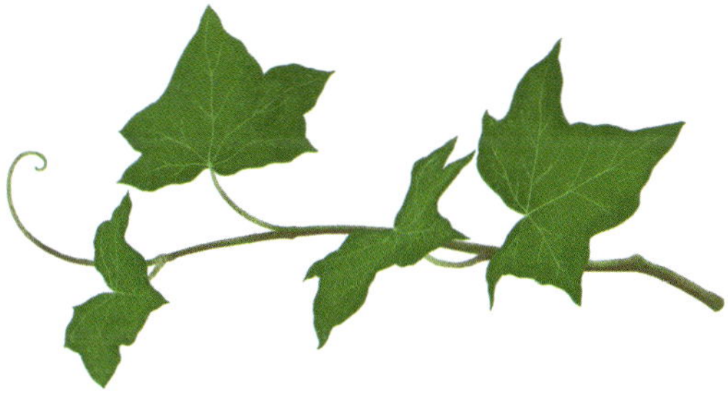

SPECIAL

DER GARTEN ALS THERAPIE

Wollte, Gott hätte mich zum Gärtner oder zum Laboranten gemacht! Ich könnte glücklich sein.

Johann Wolfgang von Goethe
(1749–1832)

Was ist das Besondere an der Gartenarbeit, dass sie den Menschen glücklich macht?
Sie ist anstrengend. Man muss sich bücken, muss graben, muss Komposterde transportieren, Kannen mit Wasser tragen. Da ist viel zu tun, bis ein Beet vorbereitet ist und die Samenkörner in die Erde gesteckt oder die Pflanzen eingesetzt werden können. Aber wenn man sieht, wie die Pflänzchen wachsen, groß werden und blühen, dann weiß man, dass die Arbeit einen Sinn gehabt hat. Man erkennt, dass man etwas geleistet hat und kann zufrieden auf sein Werk blicken – und das macht glücklich.
In wissenschaftlichen Studien wurde herausgefunden: Gartenarbeit wirkt positiv auf die Emotionen, Stress wird abgebaut, das Schmerzempfinden wird geringer und auch das Immunsystem gestärkt.
In Altersheimen hat man in der Therapie und Betreuung von dementen bzw. Alzheimer-Patienten sehr positive Erfahrungen mit Gartenarbeit gemacht. Das Arbeiten mit der Erde bringt Erinnerungen, lindert die Angst und fördert das innere Gleichgewicht. Patienten »versinken« gleichsam in der Gartenarbeit. Da ist keine Trennung mehr zwischen Körper und Geist, da sind sie eins mit sich. Alle Sinne werden angesprochen – die Menschen riechen an den Kräutern, nehmen die Farben auf, berühren, tasten, greifen. Vor allem der sensorischen Bereich ist einer, der bei Menschen im Altersheim oft verkümmert. Im Garten dürfen sie die Erde mit den Händen berühren, Pflanzen einsetzen, erspüren, ob die Erde feucht genug ist oder zu trocken. Sie arbeiten mit kleinen Schaufeln oder Rechen und zupfen mit den Händen Unkraut aus den Beeten. Die Hände haben wieder zu tun, und die Motorik verbessert sich spürbar.
Selbst apathische Menschen entwickeln wieder Interesse, und es kann passieren, dass sie das Gärtnerhandwerk mit Eifer betreiben. Auf einmal sind sie nicht mehr ausschließlich Gepflegte, sondern sie kümmern sich selbst um etwas und achten darauf, ob und wie und dass etwas wächst. Sogar die Kommunikation untereinander kann durch Gartenarbeit angeregt werden, die Menschen beginnen wieder, miteinander zu reden.

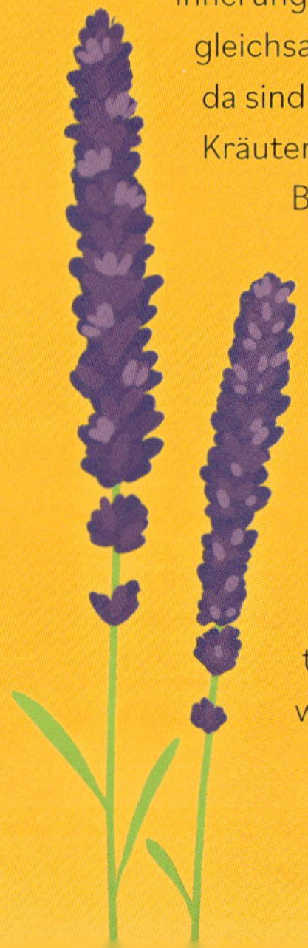

Scheue dich nicht, den Ackerboden zu berühren.
Zier dich nicht, den Mist körbeweise auf der hungrigen Erde zu verteilen.

Walahfrid Strabo
(807–849)

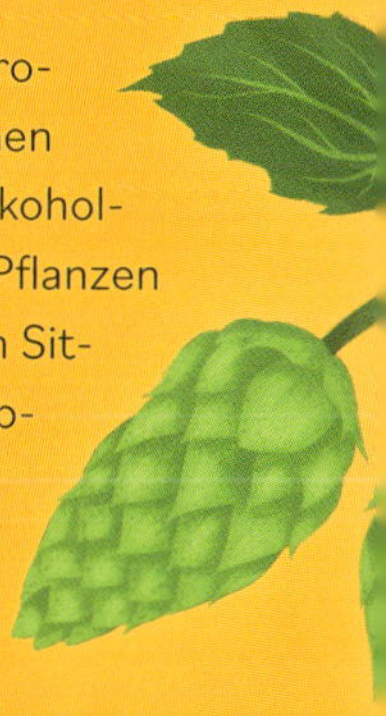

Gartenarbeit als Therapie wird heute vielfältig angeboten: für Menschen mit psychischen Problemen, Menschen im Altersheim, junge Langzeitarbeitslose, Flüchtlinge mit traumatischen Erfahrungen, Menschen mit geistigen und körperlichen Behinderungen, Drogen- oder Alkoholkranke. Für blinde Menschen gibt es speziell gestaltete Gärten, in denen viele duftende Pflanzen wachsen und es viele Gelegenheiten zum Tasten und zum Berühren gibt. Ob Menschen im Sitzen oder im Stehen Gartenarbeiten durchführen, ist nicht bedeutend. Wichtig ist das Erlebnis dieser Arbeit und ihre Wirkung: Sie stärkt die Seele, verbessert und fördert sensorische und motorische Fertigkeiten und stärkt die Gemeinschaft. So schenkt die Gartenarbeit den Älteren Beweglichkeit und Geschicklichkeit. Die Jungen wiederum dürfen lernen, dass sie etwas erreichen können, wenn sie Ausdauer entwickeln und nicht zu früh aufgeben und dass Gartenarbeit körperlich anstrengend ist und fit macht.

GARTENTHERAPIE

Schon im zweiten Jahrhundert nach Christi schreibt Galen, Arzt in der griechischen Stadt Pergamon, über »Tätigsein im Garten und der Landwirtschaft als Maßnahme zur Linderung von Störungen«. Von ihm stammt auch der Satz, der meist verkürzt wiedergegeben wird: »Arbeit ist die beste Medizin, die die Natur uns gegeben hat.«

Über die Jahrhunderte, sogar Jahrtausende hinweg sind immer wieder Patienten zu Gartenarbeit angeregt worden, um den Gesundungsprozess zu fördern. Es gibt bereits Berichte darüber aus dem alten Ägypten und dem alten Rom. In den Klöstern des Mittelalters wurden die Patienten für leichte Gartenarbeit eingesetzt, zur Stärkung von Leib und Seele. Im 15. Jahrhundert hat man in Saragossa in Spanien psychisch Kranke auf den Feldern mitarbeiten lassen. Viele engagierte Ärzte empfahlen, Patienten mit psychischen Problemen für Feld- oder Gartenarbeiten einzusetzen. Manchmal wurde der Einsatz auch übertrieben, die Menschen waren erschöpft von der Arbeit und der therapeutische Erfolg wurde zunichte gemacht. Aus den USA um 1800 findet man derartige Berichte. Aber gerade dort hat sich im 19. Jahrhundert eine starke Bewegung für den Einsatz der Gartentherapie entwickelt. Im deutschsprachigen Raum etablierte sich Gartentherapie ab den 1980er Jahren in verschiedensten Bereichen mit großem Erfolg, der auch als wissenschaftlich gesichert gilt. Mittlerweile gibt es eine universitäre Ausbildung der Therapeuten, dennoch gilt Gartentherapie noch immer als Besonderheit und wird viel zu wenig angeboten.

PRAKTISCHES FÜR DEN UMGANG MIT KRÄUTERN

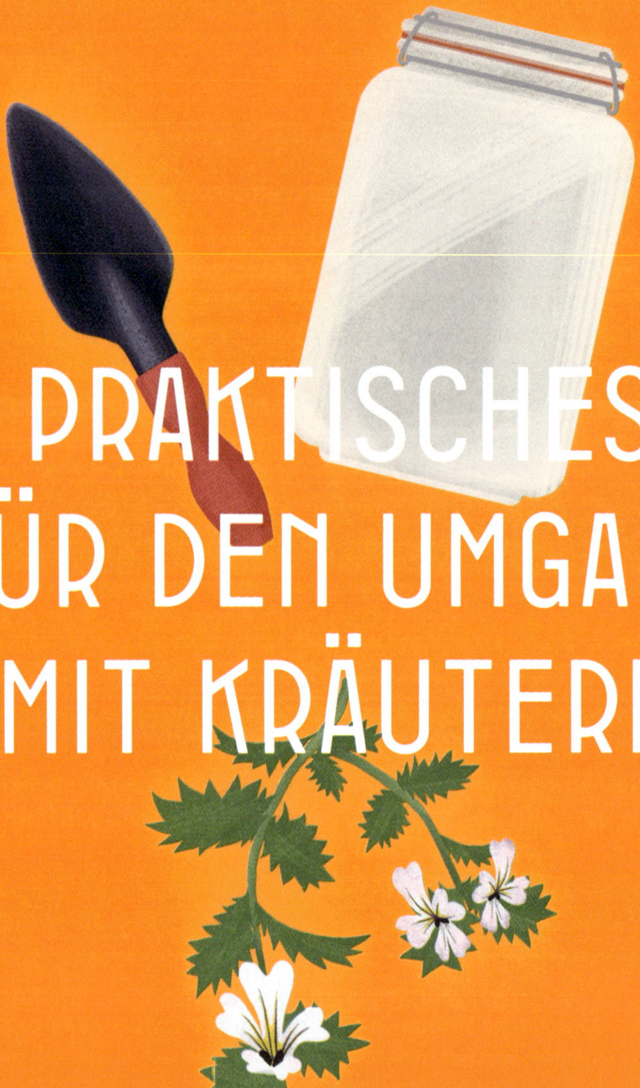

VOM PFLANZEN, ERNTEN UND GENIESSEN

KRÄUTER ANBAUEN

WIE SOLL DAS BEET AUSSEHEN?

Der Kräuteranbau ist, salopp gesagt, »ein weites Feld«. Es gibt unendliche Möglichkeiten, Kräuter zu pflanzen. In den Klostergärten des Mittelalters wurden **Heilkräuter in Einzelbeeten** angebaut, je ein Beet für eine Pflanzenart. Das hatte keine botanischen Gründe, sondern ganz praktische: Wenn der für Krankenpflege zuständige Mönch Kräuter benötigte, nannte er seinem Gehilfen die Nummer des Beetes, von dem er ernten sollte. So kam es zu keinen Verwechslungen. In den Anlagen der Klostergärten lag der Kräutergarten stets in der Nähe des Krankenzimmers und/oder der Apotheke.

In den Bauerngärten wurden und werden die **Kräuter in einem bunten Miteinander** von Blumen und Gemüse angepflanzt. Das ist eine sehr schöne Lösung und eine, von der alle profitieren. Weil die Kräuter den Gemüsepflanzen viel Schutz bieten – vor Insekten, Schnecken, Wühlmäusen. Manche Gemüse- und Kräuterpflanzen stehen auch in enger Verbindung zueinander und stärken einander beim Heranwachsen.

In den kleinen Gärten, die wir heute oft vorfinden, ist die **Kräuterspirale** ein beliebtes Element geworden. Sie kann in verschiedensten Größen angelegt werden und sieht schön aus. Kräuterspiralen gibt es fertig zu kaufen, man kann sie auch selbst formen – beispielsweise mit Steinen, Ziegelsteinen, geflochtenen Weidenruten.

Kräuter können aber auch **in einem »klassischen« Beet** gepflanzt werden. In den Klöstern wurden gerne **quadratische Beete** angelegt. Das Quadrat gilt als die ideale Form für die Meditation. Das klassische Kräuterbeet misst 120 mal 120 cm.

Kräuter kann man selbstverständlich auch **in Reihen** pflanzen, das erinnert an den Ackerbau.

Schön sieht ein **rundes Kräuterbeet** aus, das Kräuterrondeau oder Kräuterrondell. Wenn es einen großen Durchmesser hat, wird es in Segmente geteilt und dazwischen werden kleine Wege angelegt oder aber Steinplatten verlegt, auf die man treten kann. Nur so können die Kräuter auch gut erreicht und gepflegt werden.

Gerne werden Kräuter am **Rand der Gartenwege** gepflanzt. Kräuter wie Lavendel und Thymian eignen sich dafür gut. Über so eine kleine »Kräuterallee« freuen sich auch Bienen und Schmetterlinge.

Sehr angenehm ist der Anbau in einem **Hochbeet.** Für alle, die mit dem Kräuteranbau beginnen, ist das eine gute und praktische Methode. Man kann die Kräuter leicht pflegen, gut erreichen und hat wenig Mühe mit Gras oder unerwünschten Wildpflanzen.

Wer sich kurzfristig entschließt, Kräuter anzubauen, kann dies selbstverständlich auch in Töpfen tun. Ob auf Balkon, Fensterbrett, Terrasse oder im Garten – Kräuter in Töpfen sehen wunderschön aus und wachsen auch gut. Sie müssen nur großzügig Platz bekommen, die kleinen Pflanzen, die man zu kaufen bekommt, müssen in reichlich gute Erde gesetzt werden. Wenn man die Töpfe dann noch auf unterschiedlich hohe Plätze stellt, strahlt so ein »Kräutergarten« sehr viel Harmonie aus.

TIPP • TIPP • TIPP •

BALKONKRÄUTER

Für Ihre Kräuterecke auf dem Balkon sollte etwas Halbschatten geschaffen werden, das geht ganz gut mit einem Sonnensegel, notfalls auch mit einem Tuch. Kräuter lieben Sonne, aber einen ganzen Tag in der Hitze vertragen sie nicht gut. Man pflanzt sie einzeln in Töpfe oder kombiniert in größere Gefäße. Achten Sie darauf, dass die Töpfe, Tröge, Kübel oder Kästen nach unten kleine Öffnungen haben, damit das Wasser abrinnen kann. Über diese Löcher legt man kleine Steine oder Tonscherben (etwa von zerbrochenen Blumentöpfen).

Es gibt sehr gute »Kräutererde« im Handel. Balkonpflanzen freuen sich über organischen Dünger im Gießwasser, ca. einmal pro Woche. Wie oft man gießt, hängt vom Standort ab und von der Größe der Pflanzgefäße.

Alle Küchenkräuter gedeihen auch auf dem Balkon gut, sie duften wunderbar, locken Bienen und Schmetterlinge an und sind eine Freude fürs Auge.

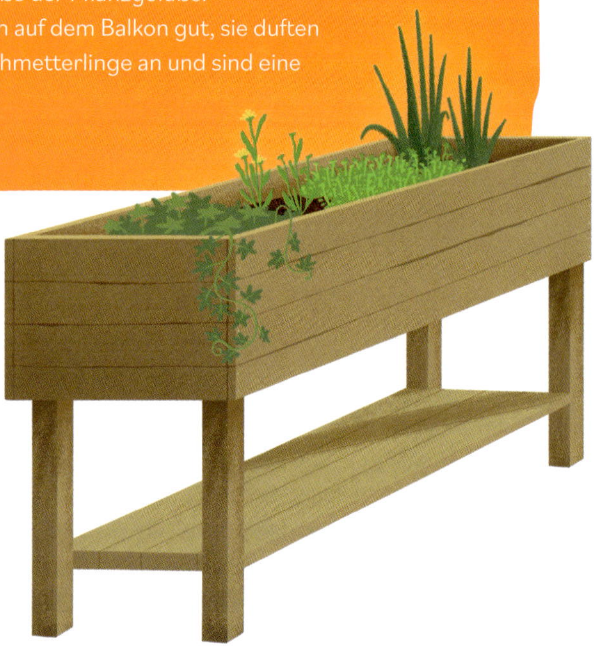

TIPPS FÜR DEN KRÄUTERANBAU

Welche Kräuter angebaut werden, hängt von Lust und Laune der Gärtnerin ab. Es gibt Menschen, die planen im Winter ihr Kräuterbeet bis ins kleinste Detail – das ist der Idealfall. Die kurzfristig Entschlossenen greifen im Frühling zu jenen Kräutern, die ihnen in der Gärtnerei entgegenlachen und gestalten so ihren Kräutergarten. Beides ist möglich – und alle Variationen dazwischen ebenso.

Ob man Kräuter selbst zieht oder die Pflänzchen in der Gärtnerei kauft, ist persönliche Vorliebe und auch eine Frage langfristiger Planung oder spontaner Entscheidung.

Kräuter lieben Komposterde, aber keinen Dünger. Und in keinem Fall sollte Chemie verwendet werden – Sie wollen doch davon essen!

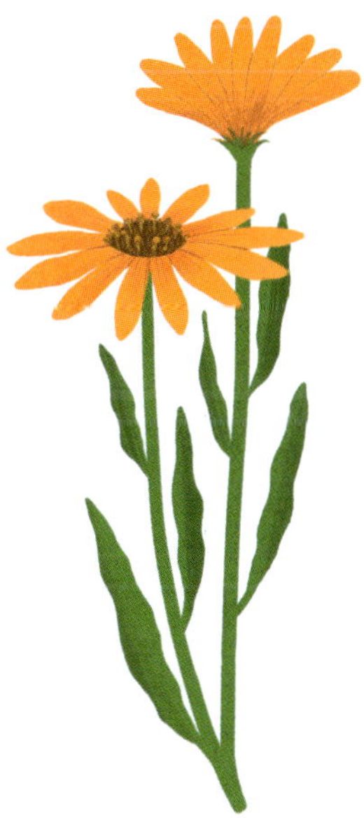

Praktisch ist es, wenn das Kräuterbeet in der Nähe der Küche liegt. Dann zögert man nicht lang und holt gern frische Kräuter für die Zubereitung.

Die Kräuter sollten gut erreichbar sein. Die Beete also nicht zu breit machen, man soll von allen Seiten Zugang haben.

Fast alle Kräuter lieben die Sonne, ideal ist ein Standort, an dem zumindest halbtags die Sonne scheint. Wenn der Platz auch noch geschützt ist (z. B. durch eine Mauer, die Wärme abstrahlt) haben die Pflanzen gute Bedingungen.

KRÄUTER ERNTEN

WILD WACHSENDE KRÄUTER

Bei der Ernte von wild wachsenden Kräutern unbedingt die Nähe zur Straße, zum Autoverkehr meiden, denn Umweltgifte speichern sich in den Kräutern. Auch an Feldrainen muss man vorsichtig sein, viele Kräuter tragen Spuren der chemischen Spritzmittel in sich. Nicht vergessen sollte man, dass die Kräuter allen gehören – auch den Insekten und Schmetterlingen. Daher sollte man niemals alle Kräuter an einem Platz pflücken, sondern immer ein paar stehen lassen: als Nahrung für die Tiere, als Samen für die nächste Kräutergeneration.

IM KRÄUTERGARTEN

Viele Wildpflanzen sind heute gefährdet, viele stehen unter Naturschutz. Da ist es eine gute Entscheidung, diese Wildpflanzen auch im Kräutergarten anzubauen. Hier darf man ernten, so oft und so viel man will.

TIPP • TIPP • TIPP •

Heilkräuter soll man nicht in Vollmondnächten sammeln, das Mondlicht schwächt die Pflanzen. Jene Teile, die über der Erde wachsen, sollen bei zunehmendem Mond geerntet werden, die Wurzeln bei abnehmendem Mond.

i

DIE ERNTE

- Blätter erntet man am besten kurz vor der Blüte der Pflanze.
- Die Blüten am besten dann, wenn die Pflanzen in voller Blüte stehen.
- Die ganze Pflanze am Beginn der Blüte.
  Geerntet wird am späten Vormittag, da ist der Morgentau schon getrocknet und die Mittagshitze hat noch nicht ihren Höhepunkt erreicht.
  Wenn es einige Tage geregnet hat, gönnt man den Kräutern ein paar Sonnentage und schneidet sie dann – die Sonnenkraft stärkt die Pflanze. Beste Erntezeit ist ein schöner Sonnentag.
- Wurzeln werden im Herbst geerntet.

Geerntet werden sollten stets schöne, kräftige Pflanzenteile.
Viele Kräuter samen sich auch selbst aus und kommen im nächsten Jahr neu, z. B. Dill.

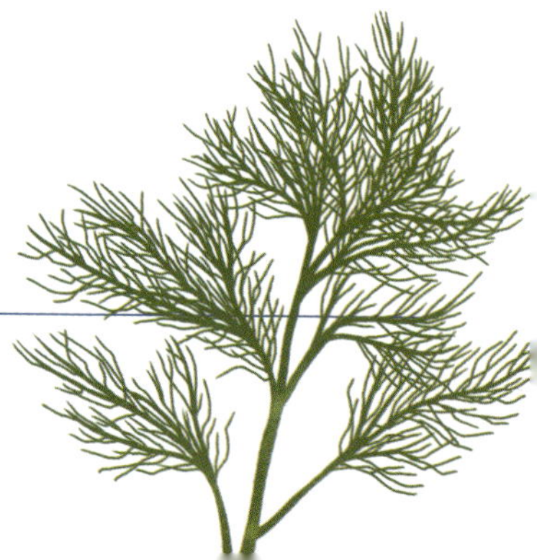

KRÄUTER TROCKNEN

TROCKNEN VON PFLANZEN

Kräuter vor dem Verarbeiten gut durchsehen und eventuell kleine Insekten abschütteln. Wichtig ist, dass nur schöne Pflanzen verwendet werden und darauf geachtet wird, dass die Pflanzen an einem guten Ort gewachsen sind.

Schnell arbeiten: Die Kräuter ernten und sofort zum Trocknen aufhängen oder auflegen. Die Zweiglein zu einem kleinen Strauß binden und diesen mit den Spitzen nach unten auf eine Schnur hängen. Beim Trocknen darf es zu keiner direkten Sonnenbestrahlung kommen. Am besten eignet sich ein trockener, warmer und gut belüfteter Ort, früher war das oft der Dachboden des Hauses.

Man kann die Kräuter auch auflegen. In diesem Fall nimmt man ein Leinentuch und legt die Kräuter sorgfältig nebeneinander, nicht übereinander. Die Kräuter sollen rasch trocknen. Wenn sie so richtig rascheln, sind sie fertig. Man muss also nachschauen, kontrollieren und achtgeben, dass sich keine Insekten einnisten.

TROCKNEN VON BLÜTEN

Bei der Ernte von Blüten muss sehr behutsam vorgegangen werden. Die Blüten werden einzeln aufgelegt, am besten auf ein Leinentuch. Profis haben spezielle Siebe, auf die die Blüten gelegt werden. Blüte ist auch nicht gleich Blüte: Rosen sind unkompliziert, bei Blüten der Königskerze muss man sehr vorsichtig arbeiten. Grundsätzlich ist bei allen Blüten stets darauf zu achten, dass sich beim Trocknen keine Insekten einnisten, die vom Duft der Blüten angelockt werden. Also vor dem Einfullen in Gläser die getrockneten Blüten gut durchsehen.

TROCKNEN VON WURZELN

Wurzeln werden im Herbst ausgegraben, gereinigt, gewaschen und mit einem Tuch gut abgetrocknet. Danach können sie auf einer Schnur hängend getrocknet werden. Eine andere Methode ist es, gewaschene Wurzeln zuerst in grobe Stücke zu schneiden und danach fein zu hacken und zu trocknen. Wurzeln dürfen an der Sonne getrocknet werden. Dazu die Wurzeln am besten auf ein Leinentuch legen und an der Sonne trocknen lassen. Man kann sie aber auch im Ofen auf kleinster Stufe (maximal 50 °C) trocknen. Die Wurzelstücke der Arzneipflanzen für die Apotheke werden von dem Augenblick an, an dem die Trocknung beginnt, nicht mehr mit bloßen Händen berührt, damit sie nicht schimmelig werden.

AUFBEWAHRUNG

Die getrockneten Kräuter werden in Gläser gefüllt, gut verschlossen und dunkel gelagert. Grobe Stiele soll man nicht mit einfüllen. Die getrockneten Kräuter werden meist für Tee verwendet, da machen sich diese groben Pflanzenteile nicht gut.

Wenn man Kräuter trocknet, ist Sauberkeit ganz wichtig. Man muss die getrockneten Kräuter auch von Zeit zu Zeit kontrollieren, und was nach einem Jahr nicht verwendet wurde, sollte auf den Komposthaufen kommen, der freut sich darüber.

NOCH EIN PAAR GEDANKEN ZU ERDE, GIESSWASSER UND DEN GARTENTIEREN

Erde zu kaufen, das wäre unseren Urgroßeltern nie eingefallen. In jedem Garten gab es früher den Komposthaufen. Die ganze Saison lang wurde dort Grünschnitt abgelagert, im Herbst kamen die Blätter dazu. Und all das durfte langsam verrotten und zu Erde werden. Die feinkrümelige Erde für die Blumentöpfe holte man sich beim Maulwurfshügel. Schenken Sie Ihrem Garten einen Komposthaufen. Es ist doch verrückt, den Grünschnitt mit dem Auto wegzubringen und große Mengen Erde anzutransportieren, die man noch dazu bezahlen muss. Wer Erde braucht, vermischt Kompost mit Gartenerde: Eine gute Mischung für Gartenbeete kann beispielsweise aus 50 % Kompost bestehen. Dazu kommt Gartenerde oder aber 30 % Sand und 20 % Gartenerde. Ist der Kompost einmal zwei Jahre alt, gilt er als Gartenerde. Vor allem aus Laubkompost wird gute Gartenerde.

Gießwasser sollte nicht zu kalt sein. Am besten ist es, Regenwasser zu sammeln und zum Gießen zu verwenden, es ist abgestanden und sogenanntes »weiches Wasser«. Gegossen wird direkt auf den Boden, nicht auf die Blätter oder Blüten. Die beste Zeit dafür ist der Morgen. Am Abend sind die Kräuter vom Tag erhitzt, das Wasser wirkt wie ein Schock. Außerdem freuen sich Nacktschnecken über abendliche Feuchtigkeit.

Nützlinge – das sind Bienen, Igel, Regenwürmer, Marienkäfer, Ohrwürmer, Hummeln, Wespen und all das hilfreiche Getier, das im Garten leben sollte. Sie haben es sehr schwer in unseren leer gefegten Gärten, vor allem, wenn auch noch Chemie eingesetzt wird. Schenken Sie den Tieren einen Platz in Ihrem Garten, sie werden es Ihnen danken. Viele Nützlinge überwintern unter Sträuchern, wo etwas Laub liegen bleiben darf, darunter finden sie Schutz. In jedem Garten sollte auch Platz sein für ein Insektenhotel und ein Ohrwurmhaus und für ein wenig »Unordnung«: eine Ecke, in der Holzstücke und Ästchen, die sogenannte »Totholzecke«, und ein Laubhaufen liegen bleiben dürfen, damit Igel und Co. die Möglichkeit zum Überwintern haben.

Ein Nistkasten für die Vögel sollte ebenfalls in jedem Garten sein sowie eine Wasserstelle für den Sommer und ein Vogelhaus für den Winter. Wenn man dann vielleicht auch noch Nistkästen für die Fledermäuse aufhängt, wird man kaum noch unter Gelsen (Stechmücken) leiden.

Ein jeder Blumengarten hat die Harmonie, die ich meine:
Seine Pelargonien im Fenster, seine Malven am Gatter, seine Kohlköpfe in der Erde,
das Wasser dazwischenhin, und, weil das Wasser schon da ist,
Büschel Schwertlilien und Vergissmeinnicht dabei, und wenns hochkommt,
neben dem Basilikum ein Beet Federnelken, das alles ist einander zugeordnet
und leuchtet eins durch andere.

Hugo von Hofmannsthal
(1874–1929)

SPECIAL

VERWENDUNG FRISCHER KRÄUTER

Frische Kräuter werden als Salat gegessen oder über Salat und Speisen gestreut. Sie können auch für Tees verwendet werden, für Sirupe und Liköre oder sind ein wohlschmeckender Zusatz zu Marmeladen oder Gelees. Man bereitet aus ihnen Essenzen oder Tinkturen, Kräuteressig, Kräutersalz, Kräuterwein. Für die Zubereitung von Kräuteröl ist es jedoch besser, wenn die Kräuter etwas übertrocknet werden. Blüten können zu Blütenzucker verarbeitet werden. Viele Kräuter eignen sich zum Einfrieren.

ESSENZ/TINKTUR AUS BLÜTEN ODER KRÄUTERN

Dazu werden die Kräuter in Alkohol gelegt, wobei die Pflanzenkraft mit ihren Inhaltsstoffen in den Alkohol übergeht. Die Kräuter in ein Gefäß aus Glas oder Keramik legen, mit Alkohol (klarer Schnaps, z. B. Obstbrand oder Korn, ca. 38–40 % Vol.) bedecken, gut verschließen und – je nach Rezept – 3 bis 6 Wochen ziehen lassen. Danach abseihen, evtl. noch durch einen Papierfilter laufen lassen, in Flaschen füllen, verschließen und aufbewahren.

LIKÖR AUS BLÜTEN ODER KRÄUTERN

Liköre werden aus der Essenz bereitet. Wenn die Essenz abgeseiht ist, kocht man Zucker in etwas Wasser auf, lässt das Zuckerwasser ein wenig abkühlen und mischt es dann mit der Essenz. Danach ist der Likör fertig, er sollte jedoch noch etwa 2 Monate ruhen, dann schmeckt er besser.
Eine ungefähre Mengenangabe: Man verwendet 300 g Zucker und 200 ml Wasser für 500 ml Essenz.

BLÜTENZUCKER

Von Blüten (z. B. Rose, Rotklee, Lavendel, Veilchen, Löwenzahn, Ringelblume) werden die Blütenblätter gezupft und verwendet. Man lässt sie trocknen, hackt sie fein und vermischt sie mit Zucker. Der Zucker nimmt die Farbe der Blüten an. Besser ist es, nur kleine Mengen Blütenzucker zu bereiten, damit der Zucker nicht feucht wird. (Das ist dann aber nur ein Schönheitsfehler.)
Eine zweite Methode ist, mit frischen Blüten zu arbeiten. Diese werden gemeinsam mit dem Zucker zerkleinert (im Mörser oder in der Küchenmaschine), dann auf ein mit Papier ausgelegtes Backblech gegeben und ganz sacht im Ofen getrocknet. Das dauert rund 40 Minuten. Wenn der Blütenzucker nach einiger Zeit hart wird, mixt man ihn durch und verwendet ihn weiter.

KRÄUTERSALZ

Kräutersalz kann man aus einer Kräuterart bereiten oder verschiedene Kräuter kombinieren. Die Kräuter können entweder frisch und feinst gehackt und gewiegt verwendet werden oder man trocknet sie ganz sanft im Ofen, bis sie rascheln, hackt und wiegt sie dann fein. Man füllt etwas davon in ein Glas und bedeckt es mit Salz. Darauf kommen wieder Kräuter und dann Salz. So füllt man das Glas schichtweise, dann schließt man es und rüttelt es sorgfältig durch. Ein gutes Mengenverhältnis sind etwa 100 g Salz und 80 g Kräuter oder 10 Teelöffel Salz und 8 Teelöffel Kräuter. Am besten, man probiert es aus und findet sein ideales Mischverhältnis, es kann nichts schiefgehen. Kräutersalz ist gut haltbar und kann aus fast allen Kräutern bereitet werden. Am beliebtesten sind Bohnenkraut, Lavendel, Pfefferminze, Rosmarin, Salbei, Thymian, aber auch Bärlauch macht sich gut und Experimentierfreudige können sogar aus Rosenblättern Kräutersalz bereiten.

KRÄUTERESSIG

Kräuter (z. B. Basilikum, Estragon, Lavendel, Melisse, Thymian oder andere) in eine Flasche mit gutem Essig (z. B. Obstessig) geben. Nach etwa 10 Tagen haben sie ihr Aroma an den Essig abgegeben. Den Essig durchseihen. Man kann in den fertigen Essig ein frisches Kräuterzweiglein geben, das sieht schön aus. Kräuteressig hält sich gut.

KRÄUTERÖL

Frische Kräuter können etwas angetrocknet werden. Danach gibt man sie in ein Gefäß aus Glas oder Keramik und bedeckt sie mit hochwertigem Öl (z. B. Olivenöl). Gut verschließen und für 2 bis 3 Wochen ziehen lassen. Das Öl durch einen Papierfilter oder ein Leinentuch laufen lassen, in Flaschen füllen, kühl lagern. Es kann sofort verwendet werden. Kühl stellen und immer wieder kontrollieren, ob sich kein Schimmel gebildet hat.

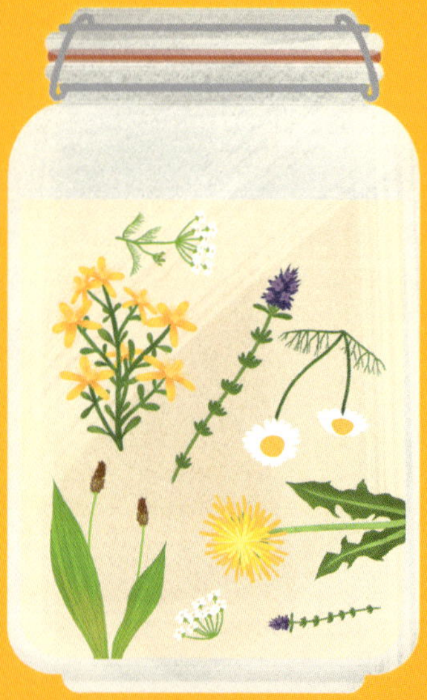

KRÄUTERWEIN

Meist wird dafür trockener Weißwein verwendet, in seltenen Fällen Rotwein (nur wenn die Kräuter sehr herb sind, z. B. Salbei). Der Wein sollte stets von guter Qualität sein.
Die Bereitung von Kräuterwein ist einfach: Ein Sträußchen Kräuter in den Wein hängen und je nach Rezept 2 bis 3 Tage ziehen lassen. (Ausnahme: Waldmeister, da reichen 3 Stunden.) Danach abseihen.
Kräuterwein sollte bald verbraucht werden.
In den meisten Fällen trinkt man ihn in kleinen Portionen, also likörgläschenweise.

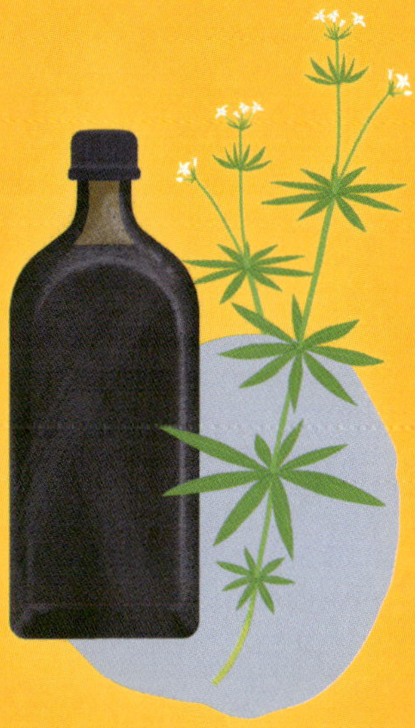

GENUSSREZEPT •

SIRUP AUS BLÜTEN ODER KRÄUTERN

Grundrezept:
1 l Wasser, möglichst viele Kräuter (so viele, dass sie noch gut mit Wasser bedeckt sind), 800 g Zucker

Zubereitung 1: Aus Wasser und Kräutern oder Blüten einen sehr intensiven Tee kochen und ein paar Stunden ziehen lassen. Danach abseihen, den Zucker beifügen, einmal aufkochen und noch heiß in Flaschen füllen. (Zubereitungsart z. B. für Rotkleesirup.)

Zubereitung 2: Die Kräuter oder Blüten kalt ansetzen, also mit dem Wasser übergießen, und 1 bis 2 Tage stehen lassen. Dann abseihen, den Zucker beifügen, aufkochen und heiß in Flaschen abfüllen. (Zubereitungsart z. B. für Holunderblüten- oder Rosenblütensirup.)

Man kann natürlich auch wesentlich weniger Zucker verwenden, dann muss der Sirup aber frisch und rasch getrunken werden, denn der Zucker dient der Haltbarkeit.

KRÄUTER PORTRÄTS

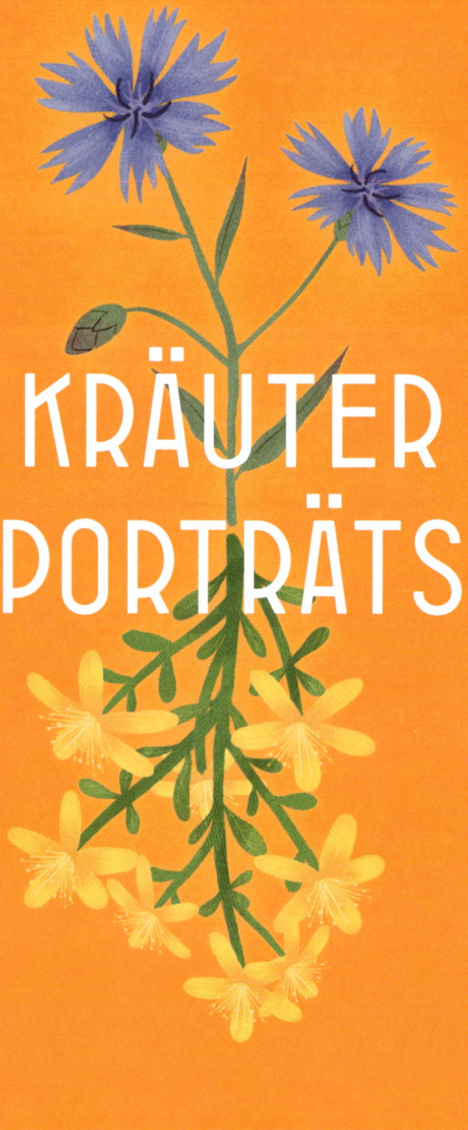

ARNICA MONTANA

ARNIKA

Wirkung	In der Küche
Ein richtiges Trostkraut	Sowohl die Blätter als auch die Blüten der Arnika sind relativ geschmacklos und einzelne Inhaltsstoffe können in größeren Mengen zu Verdauungsbeschwerden führen. Daher wird Arnika nur äußerlich angewendet und findet in der Küche keine Verwendung.

In der Volksheilkunde

Was immer Mensch oder Tier widerfuhr – Verstauchungen, Quetschungen, sogar Knochenbrüche –, wurde mit der Kraft der Arnika behandelt. Man nahm die Arnikatinktur, verdünnte sie mit Wasser und wusch Wunden aus, machte Umschläge, pflegte den Hexenschuss, desinfizierte Insektenstiche. Arnika wirkt entzündungshemmend, treibt Giftiges aus, stillt den Schmerz. Wer Arnika auf die Haut aufträgt, muss immer auch mit guter fetthaltiger Creme arbeiten, damit die Haut nicht austrocknet. Oder aber man setzt Arnika in Öl an und reibt die schmerzenden Stellen damit ein. In der Homöopathie sind die Arnikaglobuli erstes Mittel bei allen Verletzungen, die »von Schlag oder Stoß« herrühren.

Arnika ist eine Pflanze der großen Muttergöttin. Bei den Germanen war sie Freya geweiht, im Christentum der Mutter Maria. Arnika heißt auch Marienkraut, Magdalenakraut, Kathreinwurz und Engelwurz. Die Pflanze ist ein Kind des Berges und eine echte Trostspenderin. Es kommt nicht von ungefähr, dass sie nach heiligen Frauen, ja sogar nach Engeln benannt wird. Für die Menschen früher war es eine große Beruhigung, für den Notfall Arnikatinktur im Haus zu haben, denn Arzt, Apotheke oder Krankenhaus waren weit weg oder nicht erschwinglich. Arnika zählt auch zu den Schutzpflanzen. In jedem Haus wurde ein Büschel Arnika aufgehängt – zum Schutz des Hauses und seiner Bewohner. Das Vertrauen in die Pflanzenkraft hat den Menschen

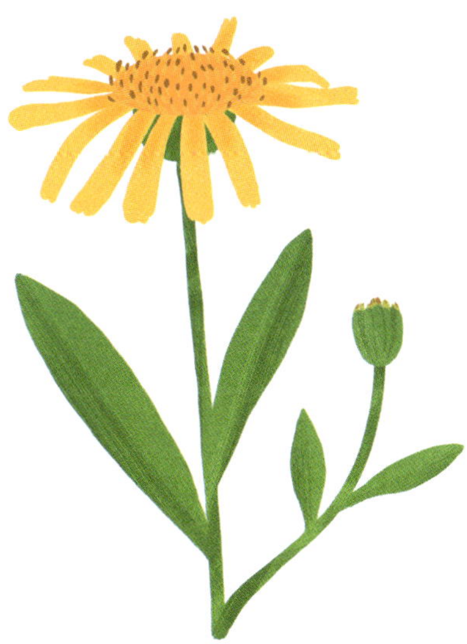

viel seelische Stärke gegeben und ihnen viel von ihrer Angst genommen. Bei schweren, bedrückenden Träumen hat man Arnika im Schlafzimmer aufgehängt.

Arnika wurde auch als Schnupftabak verwendet. In Notzeiten drehte man aus der getrockneten Pflanze sogar eine Kräuterzigarette. Auch Blüten der Königskerze und Huflattichblätter wurden dieser Zigarette beigemischt.

In der freien Natur ist die Pflanze mit den gelborangen Strahlenblüten und dem feinen, leicht harzigen Geruch streng geschützt. Sie wächst auf Wiesen und Almen, auf sandigen Böden und auch auf Moorböden. Im Kräuterbeet angebaut, liebt sie keinen Dünger, will feucht gehalten werden, aber nicht nass. Wenn man sie selbst aussät, tut man das zeitig im Frühling. Oder man zieht die Pflänzchen vor und setzt sie im Frühjahr in den Boden. Arnika selbst anzubauen, ist nicht einfach, die Pflanze ist eigenwillig und wächst nicht immer. Arnika wird etwa 30 cm hoch. Geerntet werden die Blüten am besten im frühen Sommer zur Vollblüte.

TIPP • TIPP • TIPP •

Arnika soll nie eingenommen werden. Selbst der Tee darf nicht getrunken werden. Man müsste ihn sehr sorgsam dosieren, es könnte sonst zu Vergiftungserscheinungen kommen. Arnikatee trinken, das ist nur etwas für Fachleute. Also besser nur äußerlich verwenden oder zum Gurgeln. Pfarrer Sebastian Kneipp soll täglich mit Arnikatee gegurgelt haben. Er hat das auch all jenen empfohlen, die viel reden müssen.

ARNIKATINKTUR FÜR EINREIBUNGEN

1 bis 2 Handvoll frische Blütenköpfe in eine Flasche oder ein Glas geben und mit 350 ml klarem Alkohol (Obstbrand oder Korn, ca. 38–40 % Vol.) begießen. Das Gefäß gut verschließen und für 3 bis 4 Wochen (am besten in der Sonne) stehen lassen. Danach erst durch ein Sieb und anschließend durch ein Tuch laufen lassen und aufbewahren. Die Tinktur wird immer mit Wasser verdünnt verwendet, sonst wäre sie zu intensiv. Man nimmt für den äußerlichen Gebrauch 1 Esslöffel der Tinktur auf 10 Esslöffel Wasser.

ARNIKAÖL FÜR EINREIBUNGEN

1 Handvoll getrocknete oder frische, leicht angetrocknete Blütenköpfe in ein gut verschließbares Glas geben und mit 250 ml hochwertigem Öl (z. B. Olivenöl) übergießen. Gut verschließen und 3 bis 4 Wochen stehen lassen. Danach durch ein Tuch laufen lassen. Das Öl wird zum Einreiben bei Gelenkschmerzen, Verspannungen oder Überanstrengung verwendet.

ARNIKATEE FÜR UMSCHLÄGE

Achtung, dieser Tee ist nicht zum Trinken gedacht. Man bereitet ihn, wenn man keine Tinktur oder kein Öl vorrätig hat. Er wird als Heißaufguss bereitet. Man nimmt 1 Esslöffel getrocknete Blüten für 250 ml Wasser. Blüten mit siedendem Wasser übergießen, 10 Minuten ziehen lassen, abseihen.

EUPHRASIA OFFICINALIS

AUGENTROST

Wirkung	In der Küche
Sorgt für Licht und Frohsinn.	Augentrost wird meist äußerlich verwendet, in der Küche nur in Form von Tee für Magen und Nerven.

In der Volksheilkunde

Die Pflanze hat Blüten, die an das menschliche Auge erinnern, und sie ist wirklich eine gute Heilpflanze für Augenleiden. Entzündeten Augen tut eine Kompresse aus einem Wattebausch mit Augentrosttee gut, auch bei Bindehautentzündung wirkt das lindernd. Augentrost tut gut bei nervösen Kopfschmerzen und Schlaflosigkeit und wirkt beruhigend auf die Haut: Bei empfindlicher Haut kann man dem Badewasser Augentrosttee beigeben.
Die Blüten sind weiß bis leicht violett, und die Bauern sagen, wenn der Augentrost auf den Wiesen schön blüht, kommt ein strenger Winter.

Im Volksglauben zählt Augentrost zu den Schutzkräutern: Wer ein Sträußlein Augentrost auf der Brust trägt (am besten im Leinensäckchen), erhält sein Augenlicht gesund. Die Pflanze heißt auch Lichtkraut, mit diesem Namen wird ihre Wirkung auf die Seele gut beschrieben: Sie schenkt Ruhe und macht das Herz hell. In der Homöopathie ist Augentrost unter dem griechischen Namen »Euphrasia« bekannt – das bedeutet »Frohsinn«, den will er uns schenken.

Auf der nächsten Seite geht's weiter

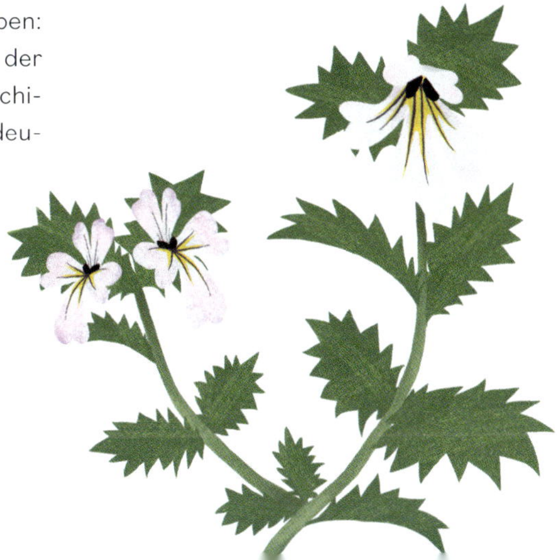

In der freien Natur hat es der Augentrost zusehends schwerer. Wenn die Wiesen überdüngt sind, fühlt er sich nicht mehr wohl. Er wächst auf mageren Wiesen, auf Heiden, in lichten Wäldern und ist ein »Halbschmarotzer«, d. h., er braucht Wirtspflanzen. Er klammert sich an ihre Wurzeln und entzieht ihnen Wasser und Mineralstoffe. Augentrost ist schwer anzubauen. Wer es trotzdem versuchen will, schenkt ihm am besten ein Stück Wiese, dann kann er in Gemeinschaft mit anderen Kräutern wachsen. Nicht düngen, wenig gießen.

AUGENTROSTTEE

Tee wird aus der blühenden (und auch aus der getrockneten) Pflanze bereitet und soll immer nur leicht eingekocht sein. Man nimmt 1 Teelöffel auf 2 Tassen Wasser. Das Kraut mit siedendem Wasser übergießen, nur kurz ziehen lassen (2 Minuten), dann abseihen. Macht man Umschläge, muss der Tee stets frisch zubereitet werden. Er kann aber auch getrunken werden – zur Beruhigung von Magen und Nerven. Auch hilft er bei Erkältungen und ist Bestandteil von Hustentees, weil er schleimlösend und antibakteriell wirkt.

AUGENTROSTWEIN

1 Handvoll frisches Kraut mit 500 ml trockenem Weißwein übergießen. Das Gefäß gut verschließen und 2 Wochen an einen dunklen Ort stellen. Danach abseihen und täglich ein Likörglas voll trinken. Augentrostwein stärkt die Sehkraft, die Abwehrkräfte und die Nerven.

TIPP • TIPP • TIPP

Den zarten Augentrost für Tee unbedingt im Schatten trocknen und kühl und dunkel lagern.

VALERIANA OFFICINALIS

BALDRIAN

Wirkung	In der Küche
Wurzel für die Nerven	Während die Baldrianwurzel als Gewürz und Tee in der Küche verwendet wird, kann man auch die Blüten nutzen, etwa als Dekoration in Blatt- oder Obstsalat. Das ganz frisch ausgetriebene Kraut kann auch als Salat verarbeitet werden.

In der Volksheilkunde

Krampflösend, beruhigend, nervenstärkend ist diese Heilpflanze. Alle großen Naturärzte und Naturheiler empfehlen Baldrian bei Schlafstörungen, nervöser Erschöpfung und jeder Art von Nervenleiden. Während die Katzen schon durch den Duft der Baldrianwurzel in Entzückung, beinahe in Trance geraten, hat die Wurzel beim Menschen den gegenteiligen Effekt. Gelassenheit tritt ein. Aufregung kann viel auslösen – Kopfschmerzen, Übelkeit, Verdauungsstörungen. Hier hilft Baldriantee, er darf auch Kindern verabreicht werden. Bei Angst – wovor auch immer – ist Baldrian ein guter Begleiter. Er kann gut mit anderen Kräutern kombiniert werden, z. B. mit Hopfen, Kamille oder Melisse – die alle beruhigende Kräuter sind. Die Volksheilkunde empfiehlt auch, die Wurzel zu trocknen, fein zu zerstoßen (im Mörser) und das Pulver in kleinsten Portionen einzunehmen. So wurden vor allem die Tiere behandelt, wenn es Probleme mit Verdauung, Magen oder allgemeiner Unruhe gab.

Katzenkraut, Hexenkraut, Mondwurzel wird Baldrian auch genannt. Er zählt zu den alten Heilkräutern, denen magische Kräfte zugesprochen wurden. In vielen Bauernhöfen hat man an der Stalltür eine Pflanze oder einen Kranz aus Baldrian befestigt, so waren die Tiere geschützt und böse Geister abgewehrt. In Zeiten von Pest und Cholera trugen viele Menschen ein Stück der Wurzel am Leib, um sich zu schützen. Und auch für den einfachen Liebeszauber war Baldrian ein guter Begleiter. Katzen sind ja ganz wild auf die Wurzel der Pflanze, aber auch Ratten reagieren ähnlich. Angeblich, so erzählt die Sage, hätte der Rattenfänger von Hameln die Ratten mithilfe von Baldrian dazu gebracht, mit ihm aus der Stadt zu ziehen.

Baldrian liebt es, vom Kräuterbeet aus im Lauf der Jahre den ganzen Garten für sich in Anspruch zu nehmen. Wenn er sich an einem Ort wohlfühlt, macht er sich breit. Die große, oft weit über einen Meter hohe Pflanze blüht im Frühling wunderschön weiß oder rosa.

Auf der nächsten Seite geht's weiter

Baldrian ist anspruchslos: Er wächst auf feuchten Wiesen, am Waldrand, an Wegrändern. Im Kräuterbeet braucht er Platz: Die Wurzel hat viele Ausläufer und soll sich schön entwickeln können. Er liebt Halbschatten oder Sonne und nahrhaften Boden. Die Aussaat erfolgt am besten im Herbst oder im Frühjahr an einem geschützten Ort. Es gibt auch Pflänzchen zu kaufen.

Geerntet werden die Wurzeln von zweijährigen Pflanzen im Herbst. Man muss sie gut säubern und zum Trocknen aufhängen. Dann erst entwickeln sie den typischen Geruch. Seien Sie vorsichtig, wenn Katzen in der Nähe sind. Die Wirkung ist wirklich enorm.

BALDRIANTINKTUR

Baldrianwurzeln reinigen und gut trocknen. Man verwendet ein Stück der Wurzel, z. B. 80 g. Wurzel in grobe Stücke schneiden, in ein weites Glas geben, mit klarem Alkohol (Obstbrand oder Korn, ca. 38–40 % Vol.) begießen, sodass alles gut bedeckt ist. Gut verschließen und 3 bis 4 Wochen ruhen lassen. Danach abseihen, in eine Flasche füllen, gut verschließen und dunkel lagern (oder aber eine dunkle Flasche verwenden). Ein halber Teelöffel der Tinktur kann in einen fertig zubereiteten Kräutertee gemischt werden oder, in heißes Wasser gegossen, als Baldriantee getrunken werden. Man kann auch ein paar Tropfen davon auf ein Stück Würfelzucker träufeln und einnehmen: zur Beruhigung, zur Entspannung, zur Entkrampfung.

BALDRIANTEE

Der Tee wird kalt angesetzt. Etwa 1 Teelöffel getrocknete Wurzeln in einem Gefäß mit kaltem Wasser bedecken (1 Teelöffel auf 1 Tasse Wasser) und 10 Stunden stehen lassen, abseihen, erwärmen, trinken.

Ist Baldrian Bestandteil einer Kräuterteemischung, kann er auch als Heißaufguss bereitet werden.

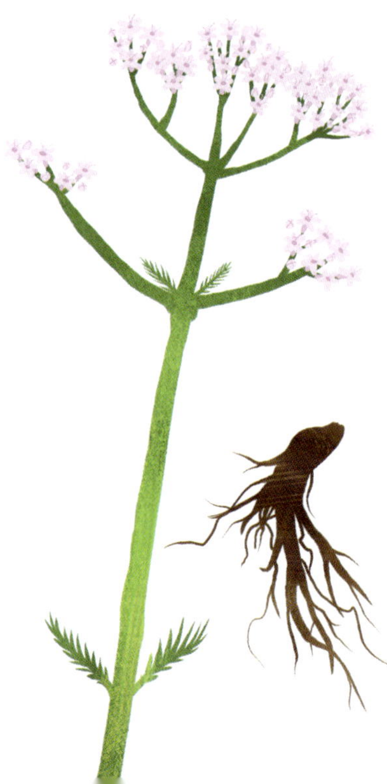

ENTSPANNUNGSTEE AM ABEND

Folgende Teemischung ist herrlich zur Entspannung: Anis, Fenchel, Kamille und Baldrian zu gleichen Teilen. Man nimmt 1 Teelöffel dieser Kräutermischung für 1 Tasse Tee. Mischung mit siedendem Wasser übergießen und 10 Minuten ziehen lassen. Mit 1 Teelöffel Honig süßen und langsam trinken. Kindern tut dieser Tee gut, wenn sie Angst vor einer Prüfung oder Schularbeit haben.

BALDRIANWEIN

Etwa 50 g zerkleinerte, getrocknete Baldrianwurzeln mit 750 ml trockenem Weißwein übergießen, gut verschließen und 10 Tage stehen lassen. Danach abseihen. Dieser Wein wird likörgläschenweise getrunken.

BALDRIANÖL

Ein Stück der getrockneten Wurzel (50 bis 70 g) in 250 ml gutem Öl (z. B. Olivenöl) einlegen. 2 Wochen stehen lassen, danach durch ein Tuch seihen, in eine Flasche füllen und dunkel und kühl aufbewahren. Bei Nervenschmerzen, Gelenkschmerzen, rheumatischen Schmerzen tut dieses Öl gute Dienste: einmassieren, einreiben oder eine Kompresse auflegen.

TIPP • TIPP • TIPP •

Baldrian soll nicht länger als 3 Wochen durchgehend genossen werden. Nach dieser Zeit eine Pause eingelegen. Auch sollen Baldrianprodukte nicht gemeinsam mit synthetischen Beruhigungsmitteln eingenommen werden.

OCIMUM BASILICUM

BASILIKUM

Wirkung	In der Küche
Das sanfte Liebeskraut	Basilikum passt zu vielen Speisen: Gemüse, Fleisch, Fisch, Eier, Reis. Am besten kann es sein Aroma entfalten, wenn es nicht geschnitten wird, sondern mit den Fingern klein gezupft oder im Mörser zerstoßen. Es verträgt sich gut mit Salbei, Thymian, Rosmarin oder Petersilie.

In der Volksheilkunde

In den Klöstern wurde die »Basiliensalbe« bereitet, die eine gute Wundsalbe war. Die Blätter des Basilikums wurden auch direkt auf Wunden gelegt, und mit der Tinktur wurden sogar eiternde Wunden behandelt. Wer von einem Insekt gestochen wird, legt ein Basilikumblatt auf die betroffene Stelle, das reinigt und heilt. Basilikum hilft auch bei Husten, bei Fieber und Grippe, weil es reinigend wirkt. Es beruhigt die Nerven, fördert den Schlaf und verhilft zu heiterem Gemüt. Als Küchenkraut kann man es auch täglich genießen. Es stärkt Magen und Verdauungstrakt und regt den Appetit an. Schwangere müssen jedoch – wie bei allen reinigenden Kräutern – in der Anwendung ein wenig vorsichtig sein.

Basilikum hat eine heitere Seele. Das Königskraut – so wird das Basilikum auch genannt – ist eine Pflanze für die Liebe im weitesten Sinn. Potenzsalben aus alten Kräuterbüchern, Rezepte zur »Förderung der ehelichen Werke« und lustbringende Elixiere – alle enthalten sie auch Basilikum. Sogar in den Hexensalben (»Flugsalben«) findet sich das sanft würzige Kraut. Bei Hochzeiten wurde das Zimmer des Brautpaars mit Basilikum geschmückt, geräuchert. Manchmal wurde sogar der Fußboden reichlich mit Basilikum bestreut. Neugeborenen Kindern band man Basilikum an das Taufkleid, als schützenden Begleiter für ein Leben voll Liebe, Licht und Freude. Und schon im

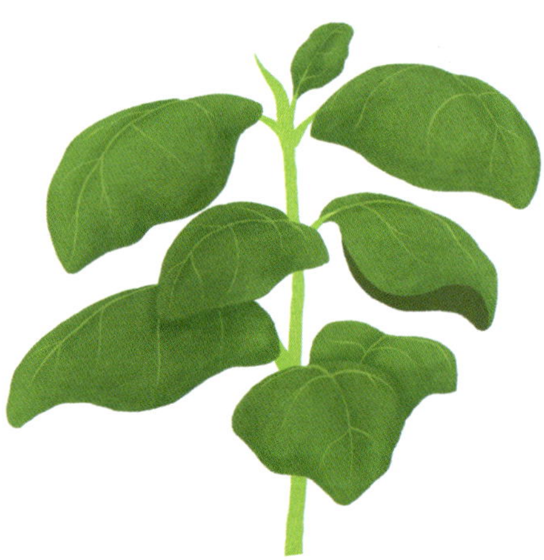

alten Ägypten wurde die Pflanze den Toten mitgegeben - als Botin der Liebe, als Begleiter auf der langen Reise in das andere Land.

Basilikum ist einjährig und sehr kälteempfindlich. Es liebt sonnige Plätze, mag aber nicht den ganzen Tag in der prallen Sonne sein. Basilikumpflänzchen gibt es zu kaufen, man kann sie auch im Zimmer (am Fenster) vorziehen. Erst wenn das Wetter stabil warm ist, darf die Pflanze ins Freie. Wer selbst Basilikum ziehen will, darf die Samen nur dünn mit Erde bedecken, Basilikum zählt zu den Lichtkeimern. Und nur allzu leicht wird es ein Opfer der Nacktschnecken. Hier empfiehlt es sich, die Pflanze in einem Topf anzubauen, damit man sie abends in Sicherheit bringen kann. Von Juni bis September blüht das Basilikum. Blätter kann man immer ernten, die große Ernte empfiehlt sich allerdings kurz vor der Blüte. Beim Trocknen verliert das Basilikum viel von seinem Aroma.

Basilienkraut stärkt das Herz und nimmt die Traurigkeit.

Aus einem alten Kräuterbuch

BASILIKUMÖL

Frisches Basilikum (nach Gefühl, zumindest 1 gute Handvoll) in ein weites Glas geben, mit gutem Öl (z. B. Olivenöl) begießen. Es muss so viel Öl verwendet werden, dass die Kräuter gut bedeckt sind. Gut verschließen und für 2 bis 3 Wochen ruhen lassen. Danach durch ein Tuch laufen lassen und das Öl in eine dunkle Flasche abfüllen. Hilft bei gestresster Haut und kleinen Hautproblemen.

BASILIKUMWEIN

1 Bund frisches Basilikum in ein weites Glasgefäß geben, wenn nötig, grob zerschnitten. Mit 750 ml trockenem Weißwein gut begießen, verschließen und für 2 Tage ziehen lassen. Dann abseihen. Der Wein wird likörgläschenweise getrunken. Passt auch als ganz besonderer Aperitif für feine Stunden.

BASILIKUMESSIG

Wer reichlich Basilikum im Garten hat, hängt einige Zweiglein vom frischen Kraut in eine Flasche Essig. Das sieht schön aus und gibt einen feinen Geschmack.

BASILIKUMTEE

Der Tee wird als Heißaufguss bereitet. Man nimmt 1 Teelöffel frisches oder getrocknetes Basilikum für 1 Tasse Tee. Kraut mit siedendem Wasser übergießen und 10 Minuten ziehen lassen. Mit diesem Tee kann man bei Halsentzündungen den Mund spülen. Oder aber man serviert ihn mit einem Löffelchen Honig als feinen Kräutertee.

SPECIAL

KÜCHENKRÄUTER

VERFEINERN UND REGEN AN

Sie sind Tag für Tag in der Küche in Gebrauch: die Gewürzpflanzen. Sie verfeinern mit ihrem wunderbaren Aroma und ihrer Kraft die Speisen und regen gleichzeitig die Verdauung an. Dass Küchenkräuter auch aufs Gemüt wirken, wird oft vergessen.

Dill schützt vor trüben Gedanken.	**Kerbel** hilft bei Erschöpfung.	**Koriander** vertreibt negatives Denken.	**Majoran** wirkt ausgleichend.
Liebstöckel ist ein Liebeskraut.	**Lorbeer** ist eine Pflanze der Inspiration und der seelischen Reinigung.		**Petersilie** schützt vor bösen Geistern.
Tausend-güldenkraut schenkt Energie.	**Thymian** schenkt geistige Kraft.	**Wacholder** stärkt das Selbstvertrauen.	

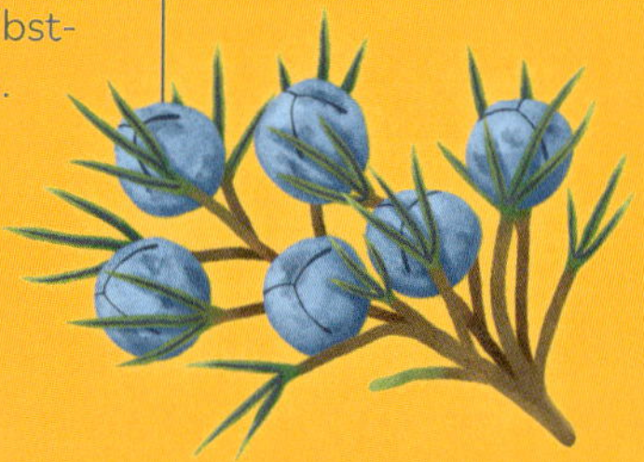

VIELE KÜCHENGEWÜRZE SCHENKEN FRÖHLICHE STIMMUNG

Beispiele dafür sind Anis, Basilikum, Ingwer, Muskat, Gewürznelken, Rosmarin, Thymian, Zimt.

KRÄUTERBUTTER

Frische Kräuter nach Wahl (z. B. Petersilie, Schnittlauch, Kerbel, Salbei, Basilikum) – man rechnet für 125 g Butter 3 Esslöffel fein gehackte Kräuter –, dazu etwas Pfeffer und Salz.

Butter schaumig rühren, Kräuter beigeben, salzen und pfeffern. Man kann die Kräuterbutter nun zu einer Rolle formen, in Klarsichtfolie wickeln und in den Kühlschrank geben. Portionsweise Scheiben abschneiden und frisch verwenden.

SPECIAL

STREUKRÄUTER

FÜR GUTE STIMMUNG IN HAUS UND STALL

Viele Jahrhunderte lang wurden getrocknete Kräuter auf den Fußboden gestreut. Die gestampften Lehmböden der Häuser verströmten einen unangenehmen, dumpfen Geruch. Wenn man auf die getrockneten Kräuter trat, konnte sich der Duft der Kräuter im Haus ausbreiten. Aber nicht nur in den einfachen, sondern auch in den vornehmen Häusern und in den Palästen wurden Kräuter gestreut. Die getrockneten Pflanzen sollten die Luft reinigen und vor Krankheiten schützen. Die Menge der Kräuter zeigte, wie wohlhabend die Besitzer waren, auch die Auswahl der Kräuter. Lavendel oder Basilikum waren teure Kräuter für die Wohlhabenden. Billiger war es, Kamille, Minze, Salbei, Thymian und Waldmeister zu streuen. In den Häusern der Armen wurden Wermut und Ginster gestreut, in den Stallungen Heidekraut, Ginster, Moos und Laub. An Festtagen kam dem Kräuterstreuen besondere Bedeutung zu. Je nach Anlass streute man aphrodisierende, reinigende oder stimulierende Kräuter. Am Königshof von England gab es für diese Tätigkeit sogar eigens eine Kräuterstreuerin.

Ist die Kammer gekehrt und Wermut gestreut,
bleibt dir kein Floh im Haus.

Volksweisheit

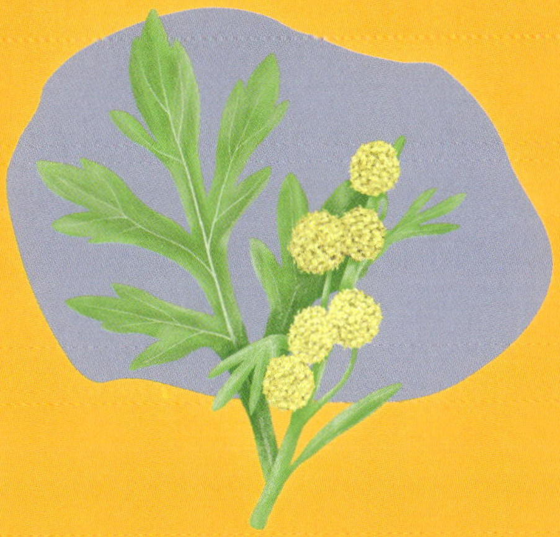

SATUREJA HORTENSIS

BOHNENKRAUT

Wirkung	In der Küche
Macht einen klaren Blick und hilft bei Trauer.	Bohnenkraut passt zu allen Hülsenfrüchten, zu Gemüsen und Salaten, Fleisch, Wurst und Käse und sollte reichlich verwendet werden. Deftigen Speisen tut das Bohnenkraut gut – es hilft beim Verdauen. Wer mit Bohnenkraut würzt, hat pfeffriges Aroma in den Speisen, und der Organismus freut sich darüber. Bohnenkraut harmoniert gut mit Salbei, Thymian, Majoran, Rosmarin und Oregano. Es ist auch getrocknet sehr würzig.

In der Volksheilkunde
Bohnenkraut gilt nicht als großes Heilmittel, wird aber zum oftmaligen Gebrauch im Alltag empfohlen: als Stärkung für Magen und Darm, Leber und Galle. Es ist die krampflösende Wirkung des Krautes, die gesundheitsfördernd ist. Für die Stimmung der Menschen wurde das Bohnenkraut stets empfohlen: Es entkrampft auch das Gemüt, verhilft zu leichterer Stimmung und ist »ein wahrer Herzfreund«.

Pfefferkraut und Suppenkraut heißt die Pflanze auch, und eigentlich weist das alles auf ihre Bedeutung als Küchenkräutlein hin. »Der armen Leut Gewürz« nannte man sie oder den »Pfeffer des kleinen Mannes«. Doch zählt das Bohnenkraut auch zu den wichtigsten Trauerkräutern. Es hilft, Trauer zu verarbeiten, hilft den Trauernden, einen klaren Blick zu bekommen, manchen schenkt es auch Hellsichtigkeit. Bohnenkraut macht den Kummer leichter und bringt wieder Lebensfreude. Sogar Liebeskummer soll es lindern. Bohnenkraut, so heißt es, schenkt Weisheit und ein Lächeln.

Bohnenkraut liebt lockeren Boden, sonnige Lage, ist einjährig und sehr frostempfindlich. Man kann es im April direkt ins Frühbeet säen – nur leicht mit Erde bedecken, es zählt zu den Lichtkeimern. Wenn man im Abstand von ein paar Wochen erneut Bohnenkraut sät, hat man den ganzen Sommer über junges Kraut. Blätter und Triebe kann man immer ernten. Für die große Ernte empfiehlt sich die Zeit kurz vor der Blüte. Da werden die Zweiglein knapp über dem Boden geschnitten und an einem luftigen und schattigen Ort getrocknet. Im Garten fühlt sich das Bohnenkraut in der Nähe von Bohnen aller Art sehr wohl. Bohnenkraut verträgt Komposterde gut, Düngung mag es nicht.

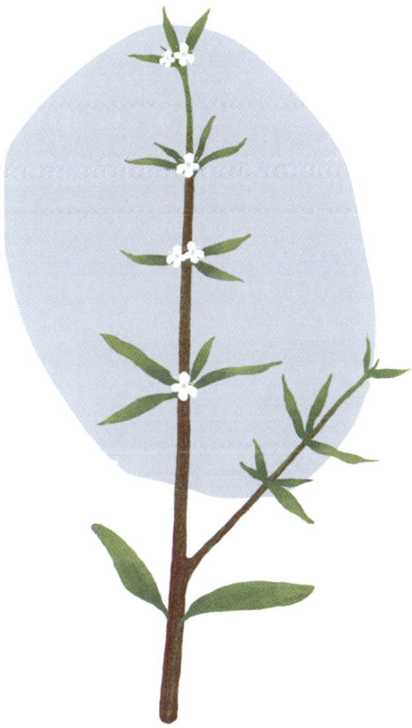

BOHNENKRAUTTEE

Der Tee wird aus der frischen Pflanze als Heißaufguss bereitet. Man nimmt 1 Teelöffel Bohnenkraut auf 1 Tasse Wasser. Kraut mit siedendem Wasser übergießen, 10 Minuten ziehen lassen.

RÄUCHERN

In Zeiten der Trauer mit Bohnenkraut räuchern. Das geht recht einfach: Kraut trocknen lassen, zerkleinern und auf ein Stückchen Glut oder eine Räuchertablette streuen. Wirkt sehr reinigend.

ATEMFRISCHE

Frisches Bohnenkraut kauen schenkt frischen Atem, reinigt und tut den Zähnen gut.

BORAGO OFFICINALIS

BORRETSCH

Wirkung	In der Küche
Nimmt die Schwermut und schenkt Geborgenheit.	Hier hat der Borretsch einen guten Platz: Er passt besonders gut zu Gurken- und Eierspeisen, in die Kräuterbutter, zu Aufstrichen, Fleisch und Fisch. Auch mit Spinat harmoniert er: eine Handvoll Blätter zu den Spinatblättern geben. Die jungen, behaarten Blätter müssen stets fein gehackt werden, dann spürt man die Härchen nicht. Besonders schön sind die Blüten als Dekoration von Salat, Reis- und Süßspeisen oder Bowlen – sie passen beinahe überall dazu!

In der Volksheilkunde

Borretsch stärkt das Herz, hilft bei nervösem Herzklopfen, beruhigt und stärkt die Nerven. Er wirkt blutreinigend, entgiftend und regt die Verdauung an. Wenn man Fieber hat, trinkt man Borretschtee und treibt so das Gift aus dem Leib. Bei Hautproblemen oder schlecht heilenden Wunden kann man die betroffenen Stellen mit Borretschtee waschen, das beschleunigt die Heilung. Sind die Augen entzündet, legt man frische Blätter auf die Lider.

Blauhimmelstern wird der Borretsch noch genannt, auch Herzblume, Wohlgemuth und, ganz unpoetisch, Gurkenkraut. Die Pflanze mit den kleinen blauen Blütensternen wird in enger Verbindung mit den großen Muttergöttinnen gesehen. Sie gilt als Pflanze des Trostes, der Geborgenheit und der Herzensfreude. Wie Rose und Waldmeister zählt der Borretsch zu den »Herzkräutern«, also jenen Kräutern, die die Seele leicht und froh machen.

Die Pflanze ist unkompliziert, liebt Halbschatten bis Sonne, gute Feuchtigkeit, aber keine Nässe. Sie wird recht groß (bis 50 cm), sieht prächtig aus und braucht Platz. Ihre Nachbarn haben es mitunter schwer. Am besten sät man Borretsch im Frühling (April) direkt ins Freie. Bereits von der kleinen Pflanze kann man junge Blätter ernten, ältere Blätter sind hart und schmecken nicht so gut. Trocknen oder einfrieren lässt sich der Borretsch nicht gut, er verliert viel von seinem Aroma. Am besten frisch verwenden. Borretsch, auf hartem Boden gebaut, kann diesen locker machen. Er samt gerne selber aus und taucht an den verschiedensten Plätzen im Garten auf.

BORRETSCHTEE

Der Tee wird als Heißaufguss bereitet. Man nimmt 1 Esslöffel frische Borretschblätter und -blüten auf 1 Tasse Wasser. Frische Blüten und Blätter mit siedendem Wasser übergießen, 10 Minuten ziehen lassen, abseihen. Den Tee trinken oder für Waschungen verwenden.

TEE GEGEN DIE ANGST

Dafür mischt man frische Borretschblätter und -blüten, Melissenblätter und Kamille (oder Lavendel) – diese frisch oder getrocknet – zu gleichen Teilen. Für 1 Tasse Tee nimmt man von dieser Mischung »so viel, wie man mit drei Fingern hochheben kann« – also 1 bis 2 Teelöffel voll. Kräuter mit siedendem Wasser übergießen, 10 Minuten ziehen lassen. Am besten abends trinken.

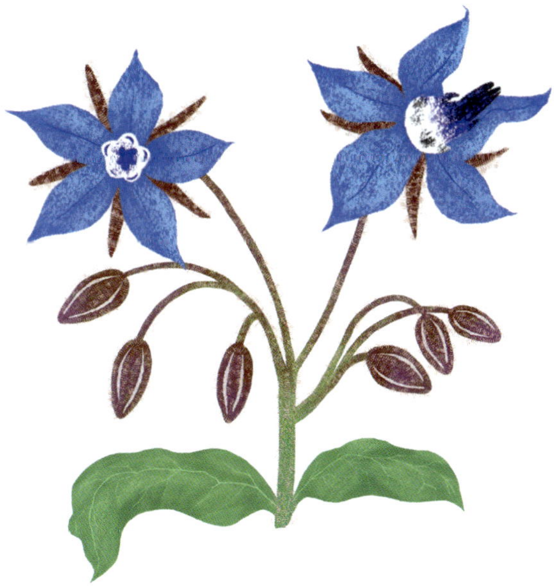

i

Hieronymus Herbarius, ein deutscher Botaniker und Arzt, der im 16. Jahrhundert ein »Kreutter-Buch« geschrieben hat, sagt über die Borretschpflanzen: »Sie stärken Herz und Hirn, erwecken die Verzagten und die traurigen und melancholischen Menschen zu Freude und munterem Sinn und läutern das Geblüt.«

URTICA DIOICA

BRENNNESSEL

Wirkung	In der Küche
Für magische Begegnungen und praktische Liebesdinge	Brennnessel ist ein gutes Frühlingskraut, kann wie Spinat verwendet werden: für Suppe, als Gemüse, für Kräutersoßen oder Risotto, als Beigabe für Nockerln (Spätzle) oder Knödel (Klöße). Wenn man Spinat mit Brennnesseln gemischt zubereitet, ist das sehr magenfreundlich. Auch Bärlauch passt dazu.

In der Volksheilkunde

Die Brennnessel ist so vielfältig, dass hier nur das Wichtigste genannt werden kann: Sie wirkt reinigend, entwässernd, regt den Stoffwechsel an, ist reich an Kalzium, Eisen, Vitaminen. »Frühjahrskuren« mit Brennnesseltee werden empfohlen. Die Pflanze gilt als bestes Blutreinigungsmittel der Natur. Sie stärkt Leber, Galle, Magen, Lunge, Verdauung, hilft bei Hautproblemen und stärkt den Haarwuchs. Auch gilt sie als »Frauenkraut«. Dass die Brennnessel in Liebesdingen oft und gern um Hilfe gebeten wurde, ist bei uns fast in Vergessenheit geraten: Sie soll stimulierend wirken und ein starkes Potenzmittel sein.

Die Brennnessel ist ein durch und durch magisches Kraut, sie bewahre, so sagte man, das Haus vor Blitz, könne Liebe entfachen und als Orakelpflanze so manches voraussehen helfen. Die Pflanze gilt als Beschützerin von Haus und Hof, sie wächst gerne an Orten, wo sich Wasseradern kreuzen. Das sind auch jene Plätze, wo der Weg in die Anderswelt, zu den Erdwesen offen stehen kann. Wer die Brennnesseln aus seinem Garten vertreibt, der verschließt sich diesem Weg.

Brennnesseln setzt man nicht ein, auf die wartet man. Sobald sie sich selbst einwurzeln, gedeihen sie auch gut. Am besten erntet man die jungen Blätter im Frühling, später werden die Blätter härter. Wenn man die Pflanze zurückschneidet, hat man auch später junge Blätter. Die Brennnessel ist auch ein Geschenk an die Schmetterlinge, sie brauchen die Pflanze zum Überleben. Die Wurzeln der Brennnesseln erntet man im Herbst, reinigt sie und hängt sie zum Trocknen auf.

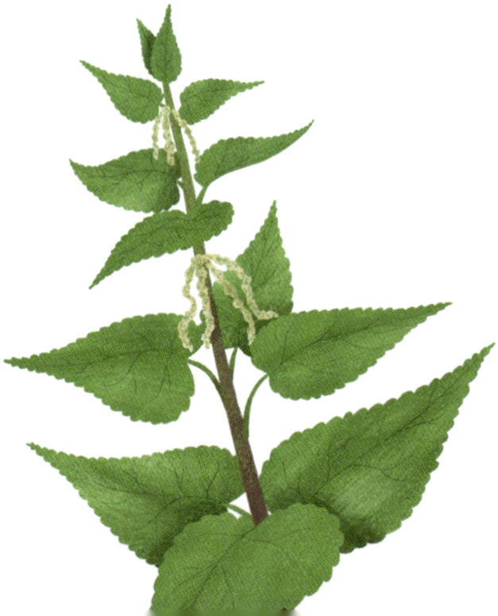

Wer will eheliche Werke treiben, esse den Samen der Brennnessel mit Zwiebel und Eidotter und Pfeffer.

Aus einem alten Kräuterbuch

BRENNNESSELTEE

Der Tee wird als Heißaufguss bereitet. Man nimmt 2 Teelöffel Brennnesseln (frisch oder getrocknet) für 1 Tasse Wasser. Brennnesseln mit siedendem Wasser übergießen, 10 Minuten ziehen lassen, abseihen. Brennnesseltee trinkt man am besten am Morgen, er gibt gute Energie. Der Tee ist auch ein gutes Mittel für Haut und Haare: Mit etwas Honig vermengt, ergibt dieser Brennnesseltee eine feine Haarspülung.

BRENNNESSELESSIG AUS WURZELN

Eine gereinigte, getrocknete Wurzel gut zerkleinern, in einen Topf geben, mit reichlich Apfelessig begießen und sacht aufkochen lassen. (Für eine ungefähre Mengenangabe: 40 g Wurzeln und 500 ml Essig.) Etwa 7 bis 10 Minuten kochen, abkühlen lassen, abseihen und in einer Flasche aufbewahren. Damit die Kopfhaut massieren, das regt die Durchblutung an und stärkt den Haarboden.

BRENNNESSELWEIN

Man nimmt 1 Handvoll frische Brennnesselblätter, 500 ml trockenen Rotwein und ein paar Trockenfrüchte für den Geschmack. Kräuter und Früchte in ein Glasgefäß geben, mit Rotwein übergießen, 3 Tage stehen lassen. Abseihen, gut verschließen. Likörgläschenweise trinken. Der Wein hält sich nur ein paar Wochen.

BRENNNESSELTINKTUR

Die Kraft der Brennnessel für das ganze Jahr zu konservieren: Frische Brennnesseln (ungefähr 2 Handvoll) grob zerkleinern und in ein Glasgefäß geben, mit klarem Alkohol (1 Liter Obstbrand oder Korn, ca. 38–40 % Vol.) gut bedecken und verschließen. 4 bis 6 Wochen stehen lassen, dann abseihen. Von dieser Tinktur kann man ein paar Tropfen auf ein Stück Würfelzucker träufeln und einnehmen. 15 Tropfen davon in ein Glas mit 125 ml warmem Wasser gegeben, das hilft beim Verdauen. Früher wurden mit dieser Tinktur auch Wunden gereinigt.

i

Aus den Kräuterbüchern des Mittelalters weiß man, dass Männer ihren Unterleib mit Brennnesseln bearbeitet haben: Starke Hiebe mit der ganzen Pflanze sollten verloren gegangene Kräfte wieder erwachen lassen. »In die Nesseln setzen«, das taten früher auch jene gerne, die an heftigen rheumatischen Beschwerden litten – so wurde ihr Leid gelindert.

SPECIAL

FRÜHLINGSKRÄUTER

ERSTE VITAMIN- UND ENERGIESPENDER

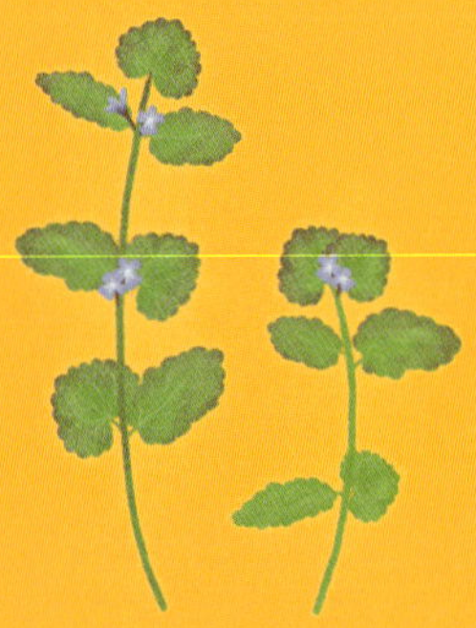

Die Blumen des Frühlings sind die Träume des Winters.

Khalil Gibran
(1883–1931)

Nach den Wintermonaten, in denen es früher kaum frisches Gemüse gab, sind alle Menschen ausgehungert nach Grün, nach Vitaminen, nach Pflanzen, die Energie spenden. Die Frühlingskräuter stärken Herz und Kreislauf, regen die Verdauung an, sind blutreinigend und entzündungshemmend. Wer an Gicht oder rheumatischen Beschwerden leidet, sollte im Frühling reichlich Kräuter zu sich nehmen. Fast alle Frühlingskräuter tun der Haut gut und lassen die müde oder matte Winterhaut wieder zu Kräften kommen. Frühlingskräuter sind reich an Vitaminen und Mineralstoffen. Viele schmecken leicht scharf und/oder bitter, daher sind sie auch gut für Leber und Galle, die das Bittere mögen. Die Kräuter wirken entwässernd, rundum anregend und schmecken wirklich gut! Viele Kräuter für winterliche Hustensäfte werden im Frühling geerntet, weil sie dann die größte Heilwirkung haben. Sie werden getrocknet oder zu Essenzen verarbeitet und stärken in der kalten Jahreszeit.

Im Frühling kann der junge *Giersch* gut verkocht werden, er eignet sich für Suppen, passt zu Spinat und Auflauf und in den Salat und harmoniert gut mit *Brennnesseln*.

Sauerampfer, Bärlauch, Hirtentäschel, Schaumkraut ergeben gute Suppen oder Salate.

Ganz wunderbar schmeckt der *Löwenzahn* – die Blätter sind würzig, können auch ganz jung geerntet werden und passen (wie Vogerl- bzw. Feldsalat) gut zu Kartoffelsalat, schmecken aber auch allein gut. Sie sind wahre Vitaminspender!

FRÜHLINGSKRÄUTERBASIS

Für Omeletts, Kräuterknöderln (Kräuterklößchen) oder Kräuternockerln (Kräuterspätzle) oder Kräuterreis:

Zutaten:

1 Zwiebel
ein paar Handvoll Kräuter (Brennnessel, Gundelrebe, Giersch, Taubnessel, Wegerichblätter, Löwenzahnblätter, Vogelmiere, Sauerampfer und/oder viele Gartenkräuter, z. B. die feine Kresse)
etwas Öl
Salz
Pfeffer
evtl. geriebene Muskatnus

Zubereitung:

Zwiebel klein hacken und ein paar Minuten in Öl andünsten. Kräuter fein hacken, beifügen und gut durchrühren.
Diese Kräuterbasis kann man unter eine Knödelmasse rühren oder unter eine Nockerlmasse, das gibt eine schöne grüne Speise. Auch als Füllung von Omeletts ist die Kräuterbasis gut geeignet. Man kann sie unter gekochten Reis mischen oder in beinah alle Gemüsespeisen. Wer es kräftig will, gibt reichlich Bärlauch dazu, er wird im Volksmund »Knoblauch-Spinat« genannt und schmeckt sehr würzig.

FRÜHLINGSWEIN

Zumindest 3 verschiedene Blütenarten auswählen, die man miteinander kombiniert. Hier ein paar Vorschläge, je nachdem, was gerade blüht. Blüten von Schlüsselblumen, Gänseblümchen, Löwenzahn. Oder, etwas später, Linde, Waldmeister, Roter Klee. Auch Veilchen und Wildrose passen zusammen, und die Süße der Löwenzahnblüten verfeinert jeden Wein.
Je 1 Handvoll der Blüten in ein Ansatzgefäß geben und mit 750 ml trockenem Weißwein übergießen, zudecken und 4 bis 5 Stunden ziehen lassen. Danach abseihen und frisch als Aperitif reichen.

TIPP • TIPP • TIPP

Wenn man Waldmeister verwendet, lässt man die Pflanzen zuerst etwa 1 Stunde antrocknen, erst dann für 2 Stunden mit Wein bedecken. So »leicht angewelkt« entwickelt der Waldmeister sein Aroma.

SALAT AUS FRÜHLINGSKRÄUTERN

Eine bunte Mischung aus allem, was Garten oder Wiese schenkt, bereiten: Brennnesselblätter, Löwenzahnblätter und -blüten, Kapuzinerkresseblätter und -blüten, Gänseblümchenblätter und -blüten.

TIPP • TIPP • TIPP

Auch die Blätter der Bäume schenken im Frühjahr Kraft: Ganz junge Birkenblätter kann man essen und in den Salat schneiden. (Etwas ältere Blätter sind auch essbar, aber vergleichsweise hart.) Auch die jungen Blätter der Linde schmecken gut und passen zu Salaten. Und die Lindenblütenknospen schenken Frühlingskraft: 7 Tage lang jeden Tag 1 Knospe essen!

ANGELICA ARCHANGELICA

ENGELWURZ

Wirkung	In der Küche
Gibt der Seele Stärke und dem Herzen Vertrauen.	Junge Blätter und Stiele werden frisch verwendet, klein geschnitten und kommen in den Salat, die Suppe, ins Gemüse. Sie können auch, in Stücke geschnitten, als Gemüse gedünstet werden. Angelika passt auch gut zu Fischspeisen. Angelikastängel werden kandiert und zum Backen bzw. zur Dekoration verwendet, sie sind von leuchtend grüner Farbe und schmecken gut.

In der Volksheilkunde

Die Engelwurz ist Bestandteil vieler Magenbitter, wird zur Stärkung des Magens und der Verdauung empfohlen, hilft bei Krämpfen und Entzündungen, besonders im Magen-Darm-Trakt. Sie steigert den Appetit und kräftigt die Nerven. Wer nervös ist, unruhig, ängstlich oder voll Sorgen, soll vom Tee trinken, und alles wird ihm leichter erscheinen. Alle Teile der Pflanze sind wertvoll, und doch ist es in erster Linie die Wurzel der Angelika, die als Heilpflanze verwendet wird. Stängel und Blätter verwendet man in der Küche.

Die Engelwurz zählt zu den alten magischen Heilpflanzen. Wer sie am Leib trägt, wird beschützt vor bösen Geistern und vor schlimmen Ereignissen. Die »Angelika« bringt dem, der sie bei sich trägt, auch Aufmerksamkeit und Anerkennung. Die Engelwurz stärkt und fördert das Selbstvertrauen. Wer mutlos oder verzagt ist, der labe sich an Engelwurz, er wird gestärkt werden durch die Pflanze, die ihren Namen von den Engeln hat.

Engelwurz baut man am besten selber an, denn in der freien Natur könnte man sie mit dem Schierling verwechseln. Die Pflanze wird sehr groß, bis zu zwei Meter, und auch ihre Wurzel braucht viel Platz. Engelwurz liebt Halbschatten und will feucht gehalten werden, aber nicht nass. Am besten sät man im Herbst aus, Frost tut den Samen gut. Den Sommer über kann man Blätter und Stiele ernten. Im Herbst wird die Wurzel ausgegraben, gereinigt und an einem luftigen Platz getrocknet. Die großen, weißen Blüten im Sommer sind eine Freude für Insekten und Schmetterlinge. Alle Teile der Pflanze haben einen starken Geruch, daher sollte man beim Trocknen achtsam sein, dass sich keine Insekten einnisten.

ENGELWURZSIRUP

Der Sirup kann aus den Stängeln bereitet werden. Man schneidet reichlich Stängel in grobe Stücke, kocht sie in Zuckerwasser 15 Minuten auf kleiner Flamme und lässt alles ein paar Stunden stehen. Danach abseihen und den Sirup noch einmal aufkochen. Noch heiß in Flaschen füllen. Mengenangabe: 1 Liter Wasser, 800 g Zucker, reichlich zerkleinerte Engelwurzstängel (mindestens 3 Handvoll). Es müssen alle Stängelstücke mit Wasser bedeckt sein. Wenn man weniger Zucker nimmt, muss der Sirup oder Saft rasch verbraucht werden, denn Zucker dient der Haltbarkeit.

ENGELWURZWEIN

Etwa 2 Esslöffel der getrockneten, geschnittenen Wurzel mit 500 ml trockenem Weißwein begießen, gut verschließen und 3 Tage stehen lassen. Danach abseihen, kühl stellen und likörgläschenweise trinken. Der Wein sollte bald verbraucht werden.

TIPP • TIPP • TIPP •

Schwangere sollen die Engelwurz meiden. Auch Menschen, die zu Allergien neigen, müssen vorsichtig sein!

ENGELWURZ-MAGENBITTER

Hier gibt es viele Rezepte, jeder hat sein Hausrezept, und daher kann nach Geschmack variiert werden. Engelwurz aber darf in keinem Magenbitter fehlen. Pfarrer Künzle, Kräuterpfarrer aus der Schweiz (1857–1945), hat folgendes Rezept empfohlen:
1 Handvoll Engelwurz (Wurzeln und Blüten), 1 Esslöffel Wacholderbeeren, 1 Handvoll Pfefferminzblätter. Alles grob zerkleinern (auch die Wacholderbeeren), mit 1 Liter klarem Alkohol (Obstbrand oder Korn, ca. 38–40 % Vol.) übergießen, dass alles gut bedeckt ist. Gut verschließen und für 8 Tage an die Sonne stellen. Abseihen, 500 g braunen Zucker in möglichst wenig Wasser (etwa 300 ml) erwärmen, bis er ganz aufgelöst ist. Die Zuckerlösung dem Ansatz beifügen und 2 Monate ruhen lassen. Dann bei Bedarf täglich ein Likörglas davon nehmen, am besten vor einer Mahlzeit.

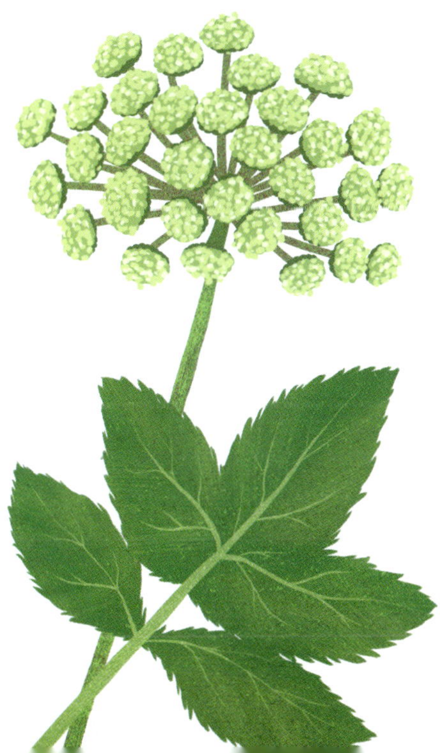

GLECHOMA HEDERACEA

GUNDELREBE

Wirkung	In der Küche
Stärkt ängstliche Wesen.	Früher war Gundelrebe eine Art Petersilie der armen Leute und wurde viel verwendet. Sie ist leicht scharf und würzig und passt gut zu Salaten und Aufstrichen und kann als Dekoration beinahe über alle Speisen gestreut werden. Auch die kleinen blauen Blüten sind essbar. Früher wurde der Gundermann zum Bierbrauen verwendet und war wichtiger Bestandteil der Neunkräutersuppe (auch Siebenkräutersuppe) am Gründonnerstag.

In der Volksheilkunde
Die Gundelrebe kann man praktisch das ganze Jahr ernten, selbst im Winter, falls die Schneedecke nicht zu dick ist. Ihre stärkste Kraft hat sie im Frühjahr. Sie wirkt reinigend, schleimlösend und hat die Kraft, »das Gift aus dem Leib zu treiben«. Das althochdeutsche Wort *gund* bedeutet Eiter – mit der Gundelrebe wurden Entzündungen behandelt. Bei Wunden aller Art wurde mit Gundelrebentee gegurgelt, gewaschen, Kompressen wurden aufgelegt. Wer den Tee trinkt, stärkt die Leber. Auch die ängstliche Seele wird durch die Hilfe der Gundelrebe beruhigt und gestärkt.

Wenn die Bauern Not mit dem Vieh hatten, wandten sie sich an die Gundelrebe, auch Gundermann genannt, und brachten ihr Anliegen vor. In der Gundelrebe wohnen die Zwerge und Erdwesen, die zum Hof gehören und den dort Lebenden Schutz gewähren. Gundelrebe zählt zu den alten magischen Kräutern vieler Völker. Im Gundermann, so heißt es, lebt ein guter Geist. Ihn kann man um Hilfe bitten. Es ist die »grün und blaue Himmelskraft« der Gundelrebe, die Leib und Seele wärmt und Erkenntnis gewährt.

Die Gundelrebe geht gern selbst auf. Wer sie im Garten haben möchte, kann auch eine wild wachsende Pflanze ausstechen und umsetzen. Gundelrebe wächst unkompliziert auf eher feuchtem Boden, liebt Halbschatten und die Nähe von Sträuchern. Sie hat kleine blaue Blüten und kriecht, ähnlich wie Efeu, auf dem Boden, ist auch ein guter Bodendecker. Geerntet kann die ganze Pflanze werden, Haupternte ist zwischen Frühling und Herbst. Ab Herbst wird sie würziger, hartfaseriger und bitterer.

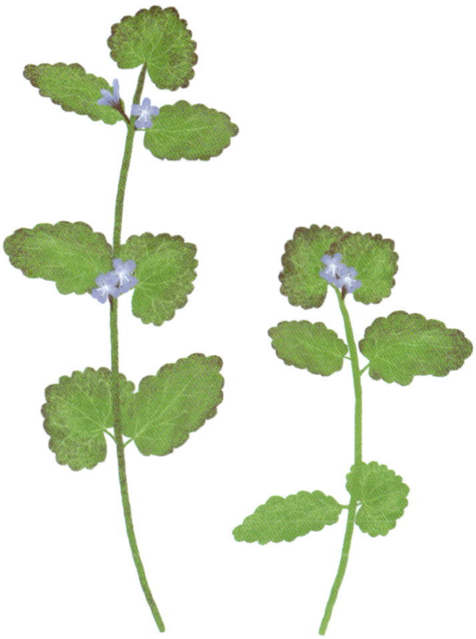

»Sie ist mehr warm als kalt und sie ist trocken und sie hat gewisse Kräfte, weil ihr Grün nützlich ist. Sodass ein Mensch, der matt ist und dem die Vernunft entschwindet, mit erwärmtem Wasser baden und die Gundelrebe in Mus oder in Suppen kochen soll und sie wird ihm helfen.«

Hildegard von Bingen über die Gundelrebe
(1098–1179)

GUNDELREBENTEE

Der Tee wird als Heißaufguss bereitet. Für 1 Tasse ein paar Zweiglein (oder getrocknet 1 bis 2 Teelöffel) mit siedendem Wasser übergießen und 10 Minuten ziehen lassen.
Der Tee wird sowohl getrunken als auch für Waschungen verwendet. Er tut besonders der Haut gut – äußerlich wie innerlich genossen.

GUNDELREBENBAD

Wer an Gicht oder Rheuma leidet, kann den Tee dem Badewasser beigeben. Dafür etwa 1 Liter Tee in das Badewasser gießen.

GUNDERMANNSALZ

Gundelrebe ernten, trocknen, fein zerkleinern und mit Salz vermischen. Das ergibt ein gutes, würziges Kräutersalz. Auf 100 g Salz werden 80 g getrocknete Kräuter verwendet.

TEE FÜR PUBERTIERENDE MIT HAUTPROBLEMEN

Gundelrebe und Gänseblümchen (frisch oder getrocknet) zu gleichen Teilen mischen. Man nimmt 1 bis 2 Teelöffel Kräuter für 1 Tasse Tee. Mit siedendem Wasser übergießen, 10 Minuten ziehen lassen. 3 Wochen lang dreimal täglich 1 Tasse Tee trinken.

KRÄUTERLIMONADE

Eine Schüssel voll Kräuter vorbereiten, z. B. Gundelrebe, Melisse, Pfefferminze, Brennnessel, Giersch, Löwenzahnblüten. (Das ist eine Anregung, Variationen sind jederzeit möglich!)
Die Kräuter grob zerkleinern und in einen Krug mit Wasser geben. Etwa 3 Stunden ruhen lassen, dann abseihen. Das ergibt ein erfrischendes Getränk. Auf Wunsch kann man Orange oder Zitrone beifügen und mit Mineralwasser aufgießen.

SPECIAL

HERBSTKRÄUTER

KONSERVIERT FÜR DEN WINTER

Mit dem Ende des Sommers verlieren die Kräuter nach und nach von ihrer Kraft. Manche werden faseriger, Stiele werden holzig, manche schmecken strenger, schärfer, bitterer; Blüten sind selten – die Kräuter werden alt. Ihre Farben verändern sich.

An schönen Herbsttagen legt sich kreidiges Licht über die Landschaft, in seinem Schein leuchten die Herbstkräuter milder und weniger strahlend. Viele Pflanzen reagieren empfindlich auf kühle Nächte und ziehen sich langsam zurück in die Erde. *Petersilie, Thymian* und *Salbei, Beifuß, Gundelrebe* und *Vogelmiere* kann man weit in den Herbst hinein ernten. Die *Hopfenzapfen* sind eben erst reif geworden. Der *Löwenzahn* wächst am Beginn des Herbstes noch einmal neu, das kommt von den kräftigen Regenfällen, die für den Herbst typisch sind. Diese Blätter können geerntet werden, so zart wie im Frühling schmecken sie allerdings nicht.

Der Herbst ist die Zeit, in der man die Wurzeln der Kräuter ausgräbt, um sie zu trocknen. Sie werden gereinigt, getrocknet und zerkleinert. Man kann die Wurzeln auch zuerst zerkleinern und, weil die Nächte schon feucht sind, im Ofen trocknen (langsam und auf kleinster Stufe). Zur Verarbeitung übrig gebliebener Kräuter bietet sich die Bereitung von Kräutersalz an. Weil die Kräuter schon härter sind, sollte man aber nur Blätter und Blüten verwenden. Die restlichen Kräuter, die nicht verarbeitet werden, bitte stehen lassen. Die Vögel freuen sich über alle Samen, die sie im Winter finden. Viele Kräuter sehen auch im Schnee sehr schön aus, vor allem die *Königskerze*. *Salbeiblätter* kann man beinah immer ernten: Selbst wenn sie gefroren sind, schmecken sie noch gut.

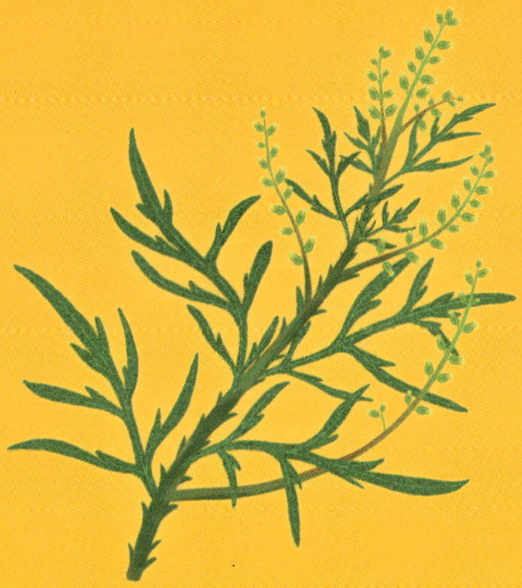

CAPSELLA BURSA-PASTORIS

HIRTENTÄSCHEL

Wirkung	In der Küche
Erdet und hilft, Altes abzuschließen.	Hirtentäschel erinnert im Geschmack an Rucola. Die ganze Pflanze ist essbar, auch Schötchen und Blüten. Hirtentäschel passt gut in Salate und Aufstriche. Früher wurden die Wurzeln ausgegraben, getrocknet und zu Pulver vermahlen, das als Küchengewürz verwendet wurde. Es soll recht würzig schmecken.

In der Volksheilkunde

»Arme-Leute-Apotheke« heißt das Hirtentäschel auch. Es wirkt ausgleichend auf Blutdruck und Kreislauf – senkt hohen, stärkt niedrigen Blutdruck. Die Pflanze ist blutreinigend und blutstillend, Frauen wurde nach einer Geburt stets Hirtentäscheltee gereicht. Schwangere müssen das Hirtentäschel meiden. Früher hat man Pulver aus getrocknetem Hirtentäschel auf Wunden gestreut. Hirtentäschel hilft, sich körperlich und seelisch zu entspannen und ist ein gutes Mittel bei Hautproblemen und jugendlicher Akne.

Die Pflanze hat kleine weiße Blüten und aus den Fruchtknoten entwickeln sich »Schötchen«, also winzigste Schoten, die wie ein Herzchen aussehen. Von ihnen, den herzförmigen Täschchen, soll die Pflanze den Namen erhalten haben. Das Hirtentäschel ist ein Kraut mit einer spindelförmigen Wurzel, es dreht sich richtig fest in die Erde hinein. So soll der, der sich mit der Pflanze beschäftigt, auch wieder Kontakt mit der Erde bekommen – »Boden unter den Füßen«. Hirtentäschel hilft, dass man sein Leben ordnen kann, einen klaren Blick erhält und Altes abschließen kann. Dank seiner »Bodenhaftung« ist das Hirtentäschel auch eine Pflanze, die die Verbindung zur Anderswelt eröffnet. Es ist ein großes Frauenheilkraut.

Hirtentäschel wächst in der freien Natur auf Wiesen und Wegrändern. Es liebt guten Boden und einen sonnigen Platz. Für die Küche kann man es bis in den Winter hinein ernten, für Heilzwecke sollte zwischen April und September geerntet werden. Die ganze Pflanze wird verwendet, knapp über dem Boden geschnitten und getrocknet.

HIRTENTÄSCHELTEE

Er wird als Heißaufguss bereitet. Man nimmt 1 Teelöffel getrocknetes Kraut für 1 Tasse Tee. Kraut mit siedendem Wasser übergießen und bis zu 10 Minuten ziehen lassen. 2 Tassen am Tag reichen. Früher hat man bei Nasenbluten diesen Tee bereitet, abkühlen lassen und dann »aufgeschnupft«. Bei Halsentzündungen wurde damit auch gegurgelt.

HIRTENTÄSCHELESSENZ

Die ganze, frische Pflanze wird grob zerkleinert und mit klarem Alkohol (Obstbrand oder Korn, ca. 38–40 % Vol.) übergossen – z. B. ein Sträußchen Hirtentäschel und 500 ml Alkohol. Gut verschließen und 3 Wochen stehen lassen, dann abseihen. Mit dieser Essenz kann man schmerzende Muskeln einreiben. Ein Löffelchen davon in heißes Wasser gegeben kann auch wie Tee getrunken werden.

TIPP • TIPP • TIPP •

Die getrockneten Schötchen einfach aufs Butterbrot streuen. Sie geben eine Würze, die an Senf erinnert.

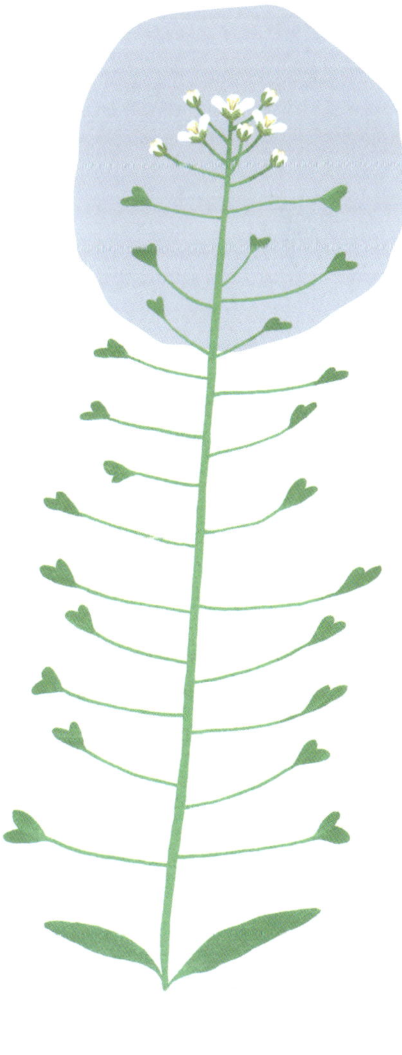

HUMULUS LUPULUS

HOPFEN

Wirkung	In der Küche
Schenkt Ruhe, Kraft und einen klaren Blick.	Die jungen Triebe im Frühling sind reiche Vitaminspender. Sie ergeben einen guten Salat. Man kann sie auch in Öl andünsten und zu Eierspeisen (Omeletts) essen oder andünsten und dann wie Spargel essen. Gut schmeckt auch, wenn man Semmelbrösel in Butter anröstet und die gekochten Triebe damit bestreut.

In der Volksheilkunde

Hopfen ist bekannt als »Schlafkraut«, er wurde stets bei seelischer und körperlicher Unruhe empfohlen. Wobei mit Letzterer vor allem die angestaute sexuelle Kraft gemeint war. Hopfen ist voll Bitterstoffen, stärkt Magen und Darm, hilft bei Blähungen, wirkt entwässernd und blutreinigend. Für Frauen in den Wechseljahren ist der Hopfentee ein guter Begleiter, Hopfen ist reich an pflanzlichen Östrogenen.

Hopfen sucht sich Kletterhilfen, rankt sich hoch, umschlingt Sträucher, Bäume, Hölzer. Er gilt seit jeher als Symbol für Fruchtbarkeit. Hopfen war ein magisches Kraut, wurde zum Räuchern an heiligen Festen verwendet und galt stets als Kraut für die Seele. Man möchte fast sagen, dass Hopfen das »Opium« der kleinen Leute war. Mit seiner Hilfe kann man zur Ruhe kommen, den Alltag hinter sich lassen. Wer vor lauter Problemen nicht mehr weiterwusste, nahm vom Hopfentee, schlief eine Nacht und hatte am nächsten Morgen einen frischen, klaren Blick auf die Dinge. Hopfen hilft auch, Selbstvertrauen zu gewinnen und stärkt, damit man sich nicht von der Angst niederdrücken lässt.

Hopfen sucht sich gerne selbst einen Platz, rankt sich an Zäunen hoch. Dort, wo er sich wohlfühlt, soll man ihn auch klettern lassen. Seine Ranken werden bis zu 8 Meter lang. Hopfenpflanzen gibt es auch zu kaufen, man pflanzt sie im Frühjahr, auch später ist das noch möglich. Hopfen braucht eine Kletterhilfe, er rankt sich im Uhrzeigersinn und darf nicht umgedreht werden.

Es gibt weibliche und männliche Pflanzen, die weiblichen liefern die Hopfenzapfen, auch Hopfendolden genannt. Im Frühjahr kann man die Triebe ernten und in der Küche frisch verwenden, im Spätsommer erntet man die Zapfen, aus ihnen wird Tee bereitet oder man verwendet sie für Kräuterkissen.

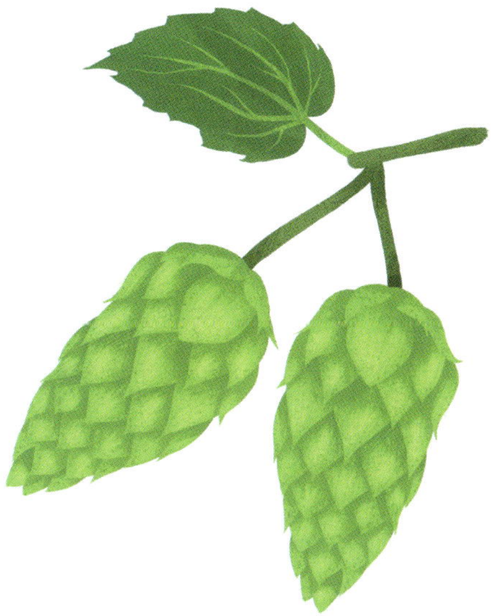

HOPFENTINKTUR

Man nimmt 2 Handvoll frische Hopfenzapfen und 500 ml klaren Alkohol (Obstbrand oder Korn, ca. 38–40 % Vol.). Hopfen in ein Ansatzgefäß geben, mit Alkohol übergießen, gut verschließen. 3 bis 4 Wochen ziehen lassen. Abseihen und in eine Flasche füllen. 1 Teelöffel dieser Essenz in heißes Wasser eingerührt kann wie Tee getrunken werden. Man kann auch ein paar Tropfen der Tinktur auf ein Stück Würfelzucker träufeln und einnehmen. Oder 15 Tropfen in ein Gläschen Wasser geben und einnehmen, das wirkt gut für Magen und Darm.

HOPFENTEE

Der Tee wird als Heißaufguss bereitet. Man nimmt 1 Teelöffel Hopfen für 1 Tasse Tee. Hopfen mit siedendem Wasser übergießen und 10 Minuten ziehen lassen.
Hopfen ist auch ideal zum Kombinieren mit anderen Pflanzen.

BERUHIGENDER TEE

Lavendel, Melisse, Hopfen zu gleichen Teilen mischen. Man nimmt 1 Teelöffel Kräuter für 1 Tasse Tee. Kräuter mit siedendem Wasser übergießen, 10 Minuten ziehen lassen.

TEE BEI DEPRESSIONEN

Johanniskraut, Melisse, Hopfen zu gleichen Teilen mischen. Man nimmt 1 Teelöffel Kräuter für 1 Tasse Tee. Kräuter mit siedendem Wasser übergießen, 10 Minuten ziehen lassen.

SPECIAL

KRÄUTERKISSEN

ENTSPANNEND UND BERUHIGEND

Kräuterkissen, Kräutersäckchen, Kräutersack – es gibt sie in verschiedensten Größen. Je nach Wunsch kann man sich selbst ein Kissen mit getrockneten Kräutern füllen. Es eignen sich viele verschiedene Kräuter dafür, entscheidend ist, welche Wirkung das Kissen haben soll – entspannen, beruhigen oder vielleicht nur Motten aus dem Kleiderschrank vertreiben.

Die älteste Form ist der »Kräutersack«. Er wurde ganz schlicht aus einem Leinentuch genäht – klein für den Schrank, größer für die Kräuterauflage bei Bauchgrimmen, rheumatischen Beschwerden, Hexenschuss, Zahnweh, bei schweren Verkühlungen als befreiende Atemhilfe. In einen Stoffüberzug (ideal: aus Leinen, wie die alten Leintücher) werden also getrocknete Kräuter gefüllt. Ist der Bezug sehr groß und hat man zu wenig Kräuter, so füllt man gutes Wiesenheu dazu.

DIE BEFÜLLUNG FÜR EIN SCHLAFKISSEN

Eine feine Auswahl kann aus folgenden schlaffördernden Kräutern getroffen werden: Anis, Hopfenzapfen, Johanniskraut, Kamille, Lavendel, Melisse, Rose, Salbei, Thymian.

Hildegard von Bingen empfiehlt eine Mischung aus: Kamille, Lindenblüten, Baldrian und Hopfen. (Auch ein Tee aus diesen Kräutern hilft beim Einschlafen.)

FÜR DEN KLEIDERSCHRANK

Lavendel, Rosmarin, Salbei schützen vor Motten. Auch ein Säckchen mit getrockneten Nussblättern vertreibt die Insekten. Man muss stets bedenken, dass die Kleidung den Geruch annimmt. Also zuerst an den Kräutern riechen und entscheiden, was einem zusagt.

TIPP • TIPP • TIPP

Allergiker und Schwangere müssen bei Kräuterkissen vorsichtig sein!

KRÄUTERKISSEN BEI SCHMERZEN

Das befüllte Kissen wird über einen Topf mit siedendem Wasser gelegt und vom Wasserdampf gut durchfeuchtet. Dann legt man das Kissen auf die betroffene Stelle. (Ist es zu feucht geworden, das Wasser vorher auspressen.) Über das Kräuterkissen wird ein Handtuch gelegt, um es gut warm zu halten. Das Kissen bleibt auf dem Körper liegen, solange es warm ist.

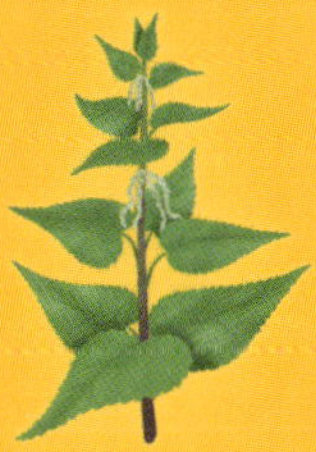

Brennnessel
hilft bei
Gelenkschmerzen.

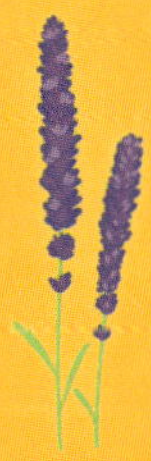

Lavendel
beruhigt und tut bei
Kopfschmerzen gut.

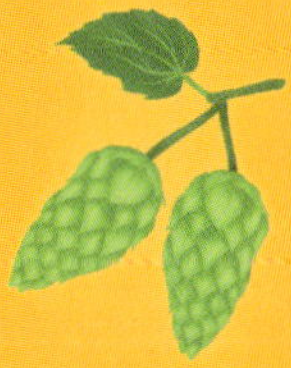

Hopfen
entspannt
Geist und Nerven.

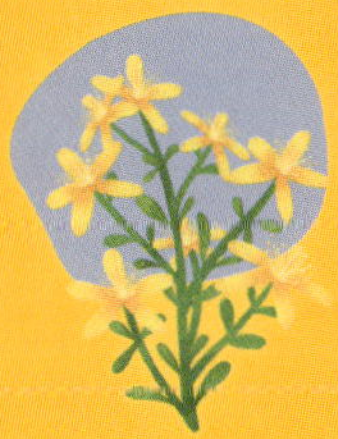

Johanniskraut
entspannt und beruhigt,
vertreibt die Nervosität.

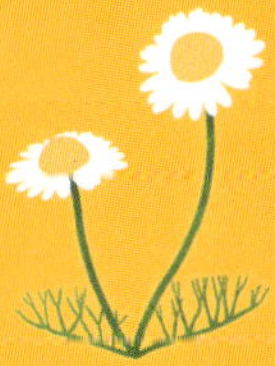

Kamille
beruhigt, hilft bei Erkältungs-
krankheiten, besonders bei
Schnupfen.

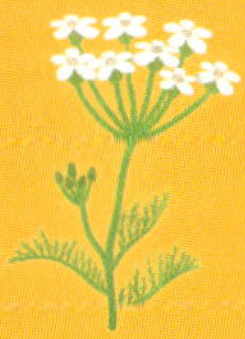

Schafgarbe
hilft bei Melancholie und
Traurigkeit.

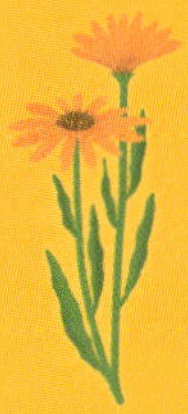

Ringelblume
wirkt beruhigend auf die
Atemwege.

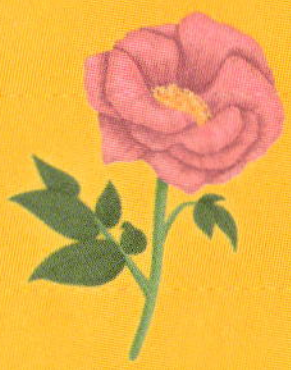

Rose
bringt ruhige
Träume.

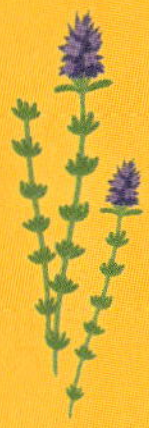

Thymian
hilft bei Erkältungen,
reinigt die Atemwege.

HYPERICUM PERFORATUM

JOHANNISKRAUT

Wirkung	In der Küche
Bringt Sonne ins Gemüt, heilt Wunden an Seele und Leib.	Besonders beliebt ist Johanniskraut in der Küche für die Zugabe in Essig oder Öl, denn wenn es darin eingelegt wird, verleiht das Johanniskraut dem Öl oder dem Essig eine besondere geschmackliche Note.

In der Volksheilkunde
Schon die Ärzte der Antike, später der große Paracelsus, Hildegard von Bingen und Pfarrer Kneipp rühmten die Heilwirkung des Krautes. Mit Johanniskrautöl werden Blutergüsse, rheumatische Glieder und verspannte Muskeln eingerieben, auch bei Hautproblemen und Sonnenbrand hilft es. Die Pflanze gilt als Wundkraut, ist entzündungshemmend, lindert Schmerzen, fördert die Heilung. Sie stärkt Leber und Magen und lindert Krämpfe. Frauen wird der Tee empfohlen, wenn sie an Krämpfen oder Entzündungen im Unterleib leiden. Seit alters ist Johanniskraut das erste Mittel bei »Melancholie« und trüben Gedanken. Bei »leichten und mittleren Depressionen« werden Medikamente verordnet, die aus Johanniskraut hergestellt werden.

Johanniskraut – das »Hexenkraut« – zählt zu den alten magischen Kräutern. Die sonnengelben Blüten sollen am Johannistag (24. Juni) geerntet werden. Wenn man sie in Öl einlegt, färbt sich das Öl bald rot. Grund genug für eine Fülle an Legenden und Mythen. Johanniskraut wurde stets für Liebeszauber eingesetzt, war eine Schutzpflanze für Mensch, Stall und Haus und die Rettung vor bösen Geistern. Bei der Sonnwendfeier im Juni war und ist das Johanniskraut wichtiger Begleiter.

Das Johanniskraut zählt zu den »Sonnenkräutern«. Es speichert das Licht des vollen Sommers und schenkt diese helle Kraft dem, der es einnimmt, auf dass seine Seele gesunden darf.

In der freien Natur wächst das Johanniskraut auf trockenen Böden, Waldrändern, Heiden. Im Kräutergarten braucht es einen sonnigen Platz und eher kargen Boden. Johanniskraut ist mehrjährig und wird recht groß, braucht also Platz. Es kann im Frühling gesät werden, es gibt aber auch Pflänzchen zu kaufen. Geerntet wird zur Zeit der Blüte.

Die traditionelle Ernte zu Johannis hat einen magischen Hintergrund. Auf jeden Fall wird an sonnigen Tagen geerntet, am besten um die Mittagszeit. Verwendet werden Blüten und Blätter, auch die Stiele. In der Küche wird Johanniskraut vor allem zum Aromatisieren von Öl und Essig verwendet.

JOHANNISKRAUTÖL

Blühendes Kraut wird grob gehackt und mit gutem Öl (z. B. Olivenöl) übergossen, sodass alles gut bedeckt ist. Verschließen und an einen warmen Ort stellen, 6 Wochen ruhen lassen, abseihen, in einer Flasche gut verschlossen aufbewahren. Das Öl hat nun eine richtig schöne rote Farbe. Man verwendet es vor allem zum Einreiben, kann aber auch ein paar Tropfen davon auf einem Zuckerwürfel einnehmen. Besonders intensiv wird Johanniskrautöl, wenn man das Kraut nach 3 Wochen herausnimmt und frisches Kraut in den Ölansatz gibt, das noch einmal 3 Wochen lang zieht.

JOHANNISKRAUTTEE

Der Tee wird als Heißaufguss bereitet. Man nimmt 1 Teelöffel Kraut für 1 Tasse Tee. Frisches oder getrocknetes Kraut mit siedendem Wasser übergießen, 5 Minuten ziehen lassen. Wirkt entspannend und beruhigend, ist auch ein guter Abendtee.

JOHANNISKRAUTWEIN

Frisches Kraut in einen Krug mit trockenem Weißwein hängen, 2 Tage ziehen lassen. Abseihen, in einer Flasche aufbewahren. Den Wein trinkt man likörgläschenweise. Er schmeckt auch gut. Kräuterwein soll eher rasch verbraucht werden.

TIPP • TIPP • TIPP •

Johanniskraut macht lichtempfindlich. Wer längere Zeit Johanniskrautprodukte einnimmt, sollte nicht allzu viel in die Sonne gehen. Während einer medizinischen Bestrahlung darf Johanniskraut nicht verwendet werden.

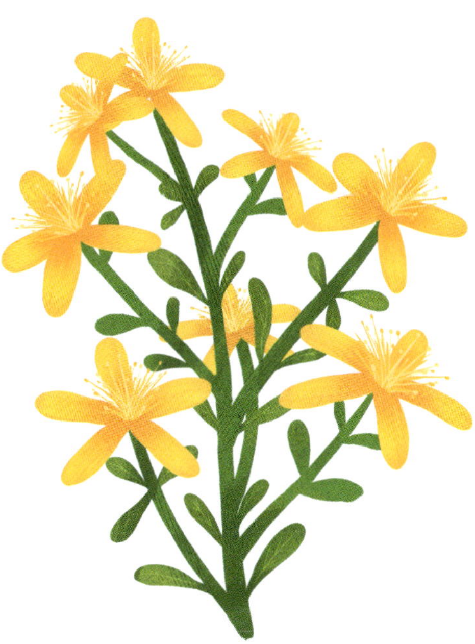

TROPAEOLUM MAJUS

KAPUZINERKRESSE

Wirkung	In der Küche
Für Liebe und Lebensfreude	Kapuzinerkresse schmeckt wunderbar in allen Salaten, auch als eigenständiger Salat. Die Pflanze passt zu Aufstrichen oder wie Schnittlauch aufs Butterbrot. Man kann die Blätter und die Stiele verwenden. Die Blüten sehen toll aus und schmecken gut – eine wunderbare Dekoration. Kapuzinerkresse ist reich an Mineralsalzen, Vitaminen und sogar Schwefel, und auch Allergiker vertragen sie gut.

In der Volksheilkunde
Kapuzinerkresse wirkt entzündungshemmend und wird sogar »Penizillin der kleinen Leute« genannt. Sie hilft bei Problemen im Magen-Darm-Trakt. Kapuzinerkresse wirkt reinigend und leicht abführend. Bei Husten wird Saft aus frischen Blättern empfohlen, auch bei Bronchitis.

Die Kapuzinerkresse zählt heute zu den Lieblingen des Kräutergartens, vielleicht wegen ihrer leuchtenden Farben. »Blume der Liebe« wird sie genannt, ihre Heimat ist Peru. Die Pflanze ist ein Sonnenkind, sie lebt mit aller Intensität einen Sommer lang und will auch nicht in die winterliche Vorratskammer. Frisch verwendet wirkt und schmeckt sie am besten. Die Menschen um sie herum lässt sie teilhaben an diesem Lebensgefühl: »Lebe, liebe und genieße – jetzt. Geh unbesorgt deinen Weg, die strahlende Kraft der Sonne wird dich begleiten.«

Kapuzinerkresse ist frostempfindlich, ansonsten wächst sie unkompliziert. Man kann sie nach den Frösten direkt ins Freie säen. Die Pflanze braucht Platz und eine Kletterhilfe, das kann auch eine Mauer oder ein Zaun sein. Sie liebt die Sonne, wächst aber auch im Halbschatten. Ist der Boden sehr nahrhaft, treibt sie mehr Blätter und weniger Blüten. Ernten kann man den Sommer über die ganze Pflanze.

»KAPERN« AUS DEN BLÜTENKNOSPEN

Die Blütenknospen werden geerntet und in gutem Essig (z. B. Apfelessig) eingelegt. Eine konkrete Mengenangabe ist hier schwierig, die beste Maßangabe ist das Glas, in das man einlegen will, und die Anzahl der Knospen, die zur Verfügung stehen: Es sollen stets alle Knospen gut mit Essig bedeckt sein. Die Knospen zuerst in kochendes Wasser legen und 2 Minuten ziehen lassen, dann abseihen und in ein Glas geben. Auch den Essig in einem Topf zum Kochen bringen, vom Herd nehmen und die Knospen im Glas damit begießen. Gut verschließen und kühl aufbewahren. Man kann auf Wunsch Pfefferkörner dazugeben.
Nach dieser Methode lassen sich auch »Kapern« aus Gänseblümchenknospen bereiten.

SAFT AUS DEN BLÄTTERN

Die großen Blätter und Stiele fein hacken, in Wasser legen, sodass sie gerade bedeckt sind. 2 Stunden stehen lassen, damit sie auslaugen, dann abseihen und gut ausdrücken. Der Saft wirkt reinigend, appetitanregend und kräftigend, besonders bei älteren Menschen.

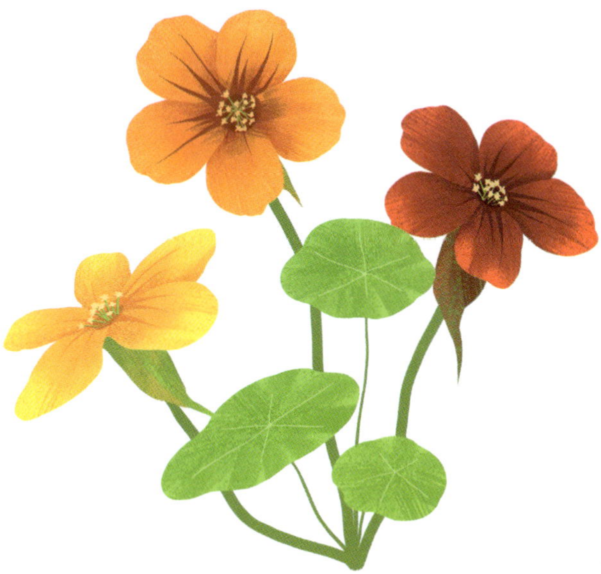

SPECIAL

BIENENKRÄUTER

EIN GESCHENK AN DIE FLEISSIGEN HELFER

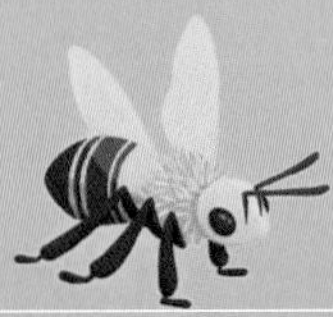

Ein Paradies für Bienen ist der Bauerngarten in seiner Vielfalt und Pracht. Ein wundervolles Miteinander von Kräutern, Blumen, Gemüsepflanzen. Entstanden ist der Bauerngarten nach dem Vorbild der Klostergärten. Aber auch wer nicht so viel Gartenfläche hat, kann den Bienen Nahrung anbieten und somit bessere Lebensbedingungen – das geht auch auf dem Balkon. Wer *Mädesüß, Lavendel, Liebstöckel, Rosmarin, Salbei* und *Thymian* anbaut, hilft den Bienen. *Basilikum, Kapuzinerkresse, Melisse, Rotklee* oder *Sonnenblume* sind regelrechte »Bienenweiden«. Im Frühling stärkt eine *Weide* mit ihren Kätzchen (»Palmkätzchen«) die Bienen, später die *Wildrose* und dann der *Efeu* mit seinem Honigduft.

Imker reichen ihren Bienen im Frühling zur Stärkung Kräutertee, den sie mit viel Honig anreichern. Der Tee besteht je nach Geschmack und Region aus *Salbei, Lavendel, Basilikum, Melisse, Schafgarbe, Kamille* oder *Poleiminze* und soll den Bienen helfen, nach der langen Winterzeit wieder zu Kräften zu kommen. Stellt man im Sommer eine flache Schale mit wenig Wasser in den Garten, können die Bienen davon trinken.

Bienen sind durch die vielen Umwelt- und Insektengifte ernsthaft bedroht und bedürfen jeder Unterstützung durch Kräuterliebhaber und Gartenmenschen.

Das Leben zeugt Blumen und Bienen.
Blumen, das sind die schöpferischen Geister,
und Bienen die andern, die daraus Honig sammeln.

Christian Morgenstern
(1871–1914)

VERBASCUM DENSIFLORUM

KÖNIGSKERZE

Wirkung	In der Küche
Für nachdenkliche Lebensphasen	Die Blüten der Königskerze werden zur Dekoration verwendet, schauen wunderbar aus und schmecken gut. Wenn man sie in einen Kräutersirup gibt, bekommt er eine schöne Farbe, je nach Blüte hellgelb, grün oder leicht braun. Die jungen Blätter wurden in der bäuerlichen Küche auch in Backteig ausgebacken.

In der Volksheilkunde
Die Königskerze wirkt entzündungshemmend und schleimlösend. Es wird die ganze Pflanze mit Blättern und Blüten verwendet. Wunden oder Abszesse wurden mit einer Tinktur oder Salbe behandelt, entzündete Augen mit einem Tee aus den Blüten beträufelt und betupft. Bei allen Halserkrankungen, auch bei Bronchitis wurde Königskerzentee oder -tinktur verabreicht. Sogar den Stalltieren, wenn sie Husten hatten, wurde der abgekühlte Tee gegeben. Frische Blüten und Blätter wurden auf Brandwunden gelegt, um diese zu heilen. Königskerze zählt zu den traditionellen Färbepflanzen.

Nachts, sagt man, tanzen die Elfen um die Königskerze. Sie ist die Pflanze der großen Muttergöttin und wird auch »Frauenkraut« oder »Marienkraut« genannt. In vielen Teilen der Erde zählt die Königskerze zu den Schutzpflanzen. Sie hilft denen, die Angst haben, sie hilft bei Krankheiten, schenkt Freude und stärkt die Seele. Wenn es für einen Menschen an der Zeit ist, sein Leben zu überdenken, so wende er sich der Königskerze zu – sie wird ihm helfen, das Hässliche hinter sich zu lassen und auf Neues zuzugehen.

Die Königskerze ist stets das eindrucksvolle Zentrum der Kräuterbuschen, die am großen Frauentag (15. August) zur Weihe gebracht werden, die anderen Kräuter werden um sie herum gebunden. Ihren Namen hat die Pflanze von einer sehr frühen Verwendung: Sie wurde in Pech getaucht, entzündet und bei den heiligen Festen der Kelten als Fackel verwendet. Eine Königskerze, die vorm Haus wächst, schützt vor Unheil und Unwetter.

Es ist beeindruckend, wo die Königskerze in der freien Natur zu finden ist: Diese wundervolle große Pflanze mit den gelben Blüten wächst an Straßenrändern und auf Schutthalden. Es gibt

Auf der nächsten Seite geht's weiter

kaum einen Ort, für den sie sich zu gut ist. Sie braucht viel Platz, kann bis zu zwei Meter hoch werden und verträgt Wind nicht gut. Man kann sie im Frühling direkt ins Freie säen, meist blüht sie im zweiten Jahr. Sie liebt magere, sandige (trockene) Böden, mag keinen Dünger, verträgt sich mit Distel, Malve, Ringelblume und Kräutern aus den Mittelmeergebieten. Bienen und Hummeln lieben sie. Im Herbst nicht abschneiden, sondern stehen lassen. Sie schmückt den winterlichen Garten!

Geerntet wird im Hochsommer, am besten gegen Mittag. Die Blüten werden extra getrocknet, denn sie sind sehr empfindlich und werden auch leicht schimmelig. Daher muss man auch warten, bis der Morgentau abgetrocknet ist. Dann die Blüten vorsichtig abzupfen, am besten sofort einzeln auf Papier legen. Ansonsten wird die ganze Pflanze verwendet und getrocknet.

KÖNIGSKERZENÖL

Eine Besonderheit, die von den Kräuterfrauen bereitet wurde, ist das reine Königskerzenöl. Dafür werden die Blüten geerntet und frisch in ein Glas gegeben. Dieses wird verschlossen und an einen sonnigen Ort gestellt. Das in den Blüten enthaltene Öl tritt aus. Königskerzenöl dient zum Einreiben, zumeist bei Rheuma und Gicht, und soll möglichst bald aufgebraucht werden.

KÖNIGSKERZENTEE

Der Tee wird als Heißaufguss bereitet.
Für 1 Tasse Tee 1 Teelöffel des getrockneten Krauts mit siedendem Wasser übergießen und 10 Minuten ziehen lassen. Wird getrunken oder für Waschungen oder auch zum Gurgeln verwendet.

KÖNIGSKERZENTINKTUR

2 Esslöffel getrocknete Blüten mit 250 ml klarem Alkohol (Obstbrand oder Korn, ca. 38–40 % Vol.) übergießen, gut verschließen und 3 bis 4 Wochen ziehen lassen. Danach abseihen. Ein Löffelchen davon kann in Tee gegeben werden, ein paar Tropfen davon auf ein Stück Würfelzucker. Die Tinktur wird für Einreibungen verwendet, auch bei rheumatischen Schmerzen.

HERBSTTEE FÜR MELANCHOLISCHE

Damit sich trübe Stimmung nicht festsetzen kann und einem innerlich warm wird, serviert man diesen Kräutertee aus den getrockneten Pflanzen der sonnigen, warmen Jahreszeiten: zu gleichen Teilen Johanniskraut, Lindenblüten, dazu ein paar Königskerzenblüten oder Rosenblüten und etwas Zimtrinde. Mit siedendem Wasser übergießen, 7 bis 10 Minuten ziehen lassen. Man nimmt 2 Teelöffel Teemischung für 1 Tasse Tee. Nach Wunsch mit Honig süßen.

Unsere liebe Frau geht übers Land und hat den Himmelbrand in der Hand.

Volksspruch
(»Himmelbrand« ist einer der Volksnamen der Königskerze)

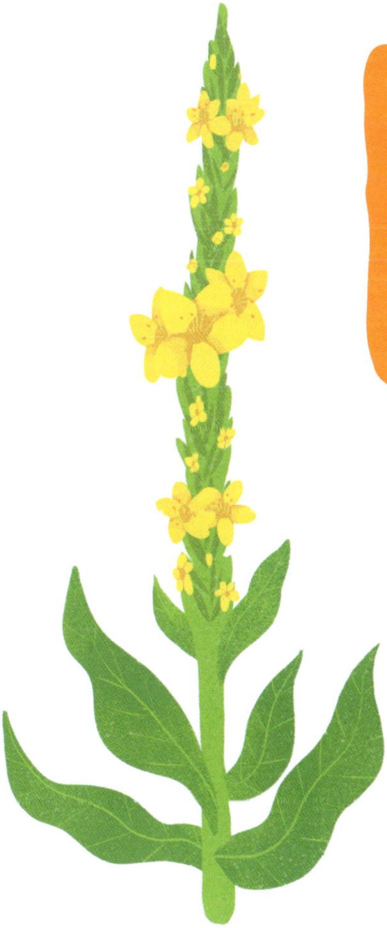

TIPP • TIPP • TIPP •

Hildegard von Bingen empfiehlt, Königskerze mit den Speisen mitzukochen, auch mit Fleisch und Fisch. Damit »das Herz kräftig und wieder freudig« werden kann.

i

Indigene Bevölkerungsgruppen in Nordamerika haben die grünen Blätter der Königskerze getrocknet und geraucht, meist in einer speziellen Mischung mit anderen Pflanzen. Es war ein gutes Mittel, um Probleme mit Lunge und Bronchien zu heilen.

CENTAUREA CYANUS

KORNBLUME

Wirkung	In der Küche
Für Frieden und Freude	Kornblumenblüten sind wunderbare Dekorationen für Süßspeisen, Eis und Salate. Sie sollen nur frisch verwendet werden, damit das Blau nicht verblasst. Man kann sie aber in Eiswürfeln einfrieren und dann die Eiswürfel in ein Getränk geben.

In der Volksheilkunde
Die Kornblume gilt als entzündungshemmend und reinigend. Mit frischen Blüten wurden Insektenstiche behandelt, mit einem Blütenbrei Wunden. Augen wurden mit dem Tee gewaschen, der Mund gespült, bei Verdauungsstörungen wurde er getrunken. Kornblumentee fördert die Menstruation, er soll daher von Schwangeren – wie alle reinigenden Tees – nicht getrunken werden.

Kornblumen wachsen in der Nähe von Getreide, im Feld oder am Feldrain. Wenn sie gemeinsam mit Mohnblume, Rittersporn und Kamille vorkommen, ist das ein gutes Zeichen dafür, dass der Boden gesund ist. Das ist aber heute sehr selten geworden, denn Feldblumen werden durch Spritzmittel vertrieben. Zeit, sie im Garten anzupflanzen. Einst zählte die Kornblume zu den magischen Pflanzen.

Durch den frühen Tod der preußischen Königin Luise (1810) begann ein Kult um die blaue Feldblume, sie wurde zum Symbol der Preußen. Im Lauf der Zeit haben sich das nationale Lager und die rechte Bewegung ihrer bemächtigt. Sie wurde eine Abzeichen-Blume der Nazis, ihre geistigen Erben schmücken sich noch heute damit. Dabei ist sie von ihrer Herkunft eine wunderbare, starke Frauenpflanze. Die römische Göttin Ceres, Schutzpatronin der Ernte, trug sie im Haar. Im süddeutschen Raum und in Österreich gehört sie zur Muttergöttin, der Kornmutter und zu den Flurgeistern. Friede und Freude bringt sie, Stärke und Gelassenheit. Möge die Kornblume wieder Symbol dafür werden.

Die Kornblume – »echte Kornblume« – ist einjährig. Sie wird im Herbst oder im Frühjahr nach den Frösten ins Freie gesät. Sie liebt einen sonnigen Platz, aber auch Halbschatten. Dünger mag sie nicht, Komposterde schon. Sie braucht trockenen Boden und will sparsam gegossen werden. Die Blüten können den ganzen Sommer über geerntet werden, das tut der Pflanze auch gut, dann treibt sie neue Blüten. Die große Ernte erfolgt im Sommer, im Idealfall kurz vor bevor sich die Blüte voll öffnet. Geerntet wird die ganze Pflanze, sie wird abgeschnitten und kopfüber getrocknet. Unbedingt im Schatten trocknen lassen, sonst verblasst das schöne Blau. Danach müssen die Blütenblätter abgezupft und in dunklen Gläsern aufbewahrt werden.

TIPP • TIPP • TIPP •

Kornblumenblüten werden gerne Teemischungen beigegeben, weil sie so schön aussehen. Sie passen im Grunde auch in alle Tees für Freundlichkeit, Friede, Freude und zur Reinigung.

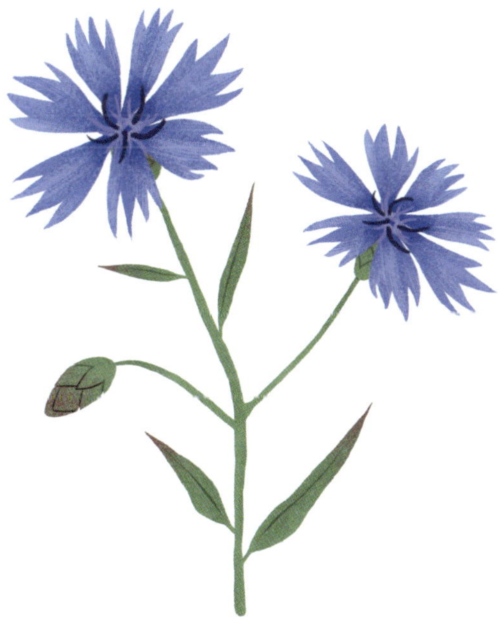

KORNBLUMENTEE

Der Tee wird als Heißaufguss bereitet. Man nimmt 1 Teelöffel Kraut für 1 Tasse Tee. Mit siedendem Wasser übergießen, 10 Minuten ziehen lassen. Den Tee trinken oder für Waschungen verwenden.

KORNBLUMENWEIN

1 Handvoll Kornblumenblüten mit 500 ml trockenem Weißwein übergießen, gut verschließen, an einem dunklen Ort ziehen lassen. Nach 2 Tagen abseihen, gläschenweise trinken. Das ist ein guter Aperitif und regt die Verdauung an.

i

Früher war gemeinsam mit der Kornblume auch die KORNRADE am Feldrain anzutreffen. Sie zählt zu den schönsten Wildblumen und ist eine alte magische Pflanze, die schon den Kelten heilig war. Auch sie ist der Kornmutter geweiht. Heute ist die Blume mit den kleinen rosa Blüten durch die chemische Unkrautbekämpfung in der Landwirtschaft beinahe verschwunden. Sie zählt zu den gefährdeten Pflanzen, doch in manchen Gärten wird ihr Samen wieder ausgesät. Kornrade ist leicht giftig. Im Garten wächst sie anspruchslos, sie mag Sonne oder Halbschatten und gedeiht gut. Wer sich Zeit nimmt und ihr zuhört, spürt die sanfte Kraft und den Frieden, der von ihr ausgeht.

GALIUM VERUM

LABKRAUT

Wirkung	In der Küche
Gegen die Angst, ein Trostkraut für Gebärende	Ein Sträußchen Labkraut hängt man im Sommer kopfüber in einen Krug mit frischem Wasser und lässt es 2 bis 3 Stunden drinnen. Das gibt ein sehr erfrischendes Getränk. In manchen Gegenden wird aus dem blühenden Kraut auch Gelee bereitet: Eine halbe Stunde lang wird möglichst viel Labkraut in Wasser auf kleinster Flamme gekocht. Dann abseihen, Gelierzucker zusetzen und noch einmal aufkochen. Noch heiß in Gläser füllen. Man rechnet 1 kg Zucker auf 1 Liter Flüssigkeit.

In der Volksheilkunde
Die Kräuterkundigen loben das »Echte« oder »Wahre Labkraut« seit jeher, zu den Heilpflanzen gehört es aber nicht. Es gilt als harntreibend, reinigend und entzündungshemmend. Bei wunden Stellen im Mund soll man mit Labkrauttee Spülungen machen, bei Hautproblemen den Tee trinken und damit die betroffenen Stellen waschen – auch Saft aus frischem Labkraut wird so angewendet. Die Pflanze hilft bei Nervosität und Angst, sie ist auch ein gutes Stärkungsmittel für die Nieren. Die traditionelle chinesische Medizin weiß: »Die Angst sitzt in der Niere.« Das Labkraut weiß das auch.

Labkraut zählt zu den Geburtskräutern, die man den Frauen unter das Bett gelegt hat, damit ihnen die Geburt leicht werde. »Bettstroh« oder »Liebfrauenstroh« wurde es auch genannt. Es ist der großen Muttergöttin geweiht, die die Gebärende beschützen möge. Labkraut zählt zu den Sonnenpflanzen, schenkt Licht und Zuversicht. In alten Zeiten wurde es bei der Herstellung von Käse als Fermentierungsmittel verwendet. Vermutlich kommt der Name »Labkraut« daher. Wenn man am Labkraut riecht, spürt man einen leichten »käsigen« Duft.

Labkraut ist auch ein altes Färbemittel – die Blüten färben gelb, die Wurzeln rot.

Labkraut ist anspruchslos, wächst in der freien Natur auf trockenen Wiesen, an Waldrändern und Wegen. Es gibt Samen zu kaufen und auch Pflanzen. Das Kraut braucht Platz – es wird bis zu 70 cm hoch. Geerntet wird die Pflanze, wenn sie blüht: Dann ein Büschel binden und an einem schattigen Ort trocknen. In dunkle Gläser füllen. Aufpassen: Der Duft zieht auch beim Trocknen die Insekten an.

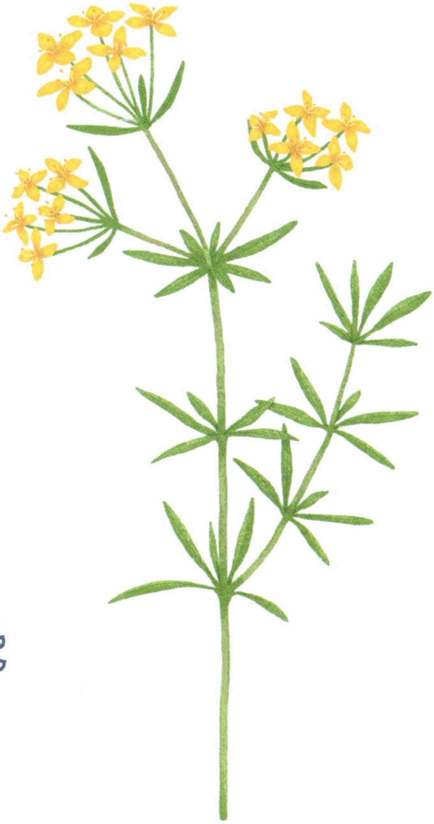

TIPP • TIPP • TIPP •

Das Labkraut ist ein richtiges Bienenkraut. Die Insekten lieben die kleinen gelben Blüten mit dem starken, süßlichen Duft.

LABKRAUTTEE

Der Tee wird als Heißaufguss bereitet: Man nimmt 1 Teelöffel trockenes Kraut für 1 Tasse Tee; mit siedendem Wasser übergießen und 10 Minuten ziehen lassen. Wer abnehmen will, sollte dreimal täglich 1 Tasse Tee trinken.

LABKRAUTSALBE

Früher war eine Labkrautsalbe in allen Bauernhäusern vorrätig, um böse Hautkrankheiten zu behandeln. Dafür wurde Saft aus frischen Pflanzen gewonnen. Dieser Saft wurde mit Fett vermengt (Schmalz oder Butter) und »fleißig« verrührt, so entstand die Salbe.

LAVENDULA ANGUSTIFOLIA

LAVENDEL

Wirkung	In der Küche
Wärmt die Seele, schenkt Harmonie und Geborgenheit.	Früher wurde Fleisch mit Lavendel bedeckt, um es länger frisch zu halten und vor Fliegen zu schützen. Lavendel passt zu jedem Fleisch, zu Gemüse und auch zu süßen Speisen, zu Eis und zu Getränken. Seine blauen Blüten werden gern zum Dekorieren verwendet. Ein paar Lavendelzweiglein in den Essig stecken, das verfeinert den Geschmack.

In der Volksheilkunde

Lavendel kann viel: Er ist krampflösend, reinigend, beruhigend. Er stärkt die Verdauung, den Magen, die Leber, hilft bei Herzklopfen, Nervenschmerzen, bei Schlaflosigkeit. Müde Beine werden mit Lavendeltinktur oder -öl eingerieben, auch die Schläfen kann man damit betupfen – das erleichtert bei Kopfschmerzen, entspannt und regt den Energiefluss an. Heranwachsende, die unter Hautproblemen leiden, sollen sich mit Lavendeltee waschen. Ein Bad, dem Lavendeltee zugesetzt wird, wirkt ausgleichend: Überreizte beruhigt es, Müden schenkt es Energie.

Der wunderbar duftende Lavendel war einst der Liebesgöttin Aphrodite geweiht und wurde stets für magische Dinge eingesetzt – für Liebeszauber oder Kontakte zur Anderswelt. Lavendel lindert seelischen und körperlichen Schmerz, er ist eine alte Schutzpflanze. Im alten Rom wurden Körper und Kleidung mit Lavendel gewaschen – nicht nur aus Gründen der Reinlichkeit, auch aus magischen Gründen. Noch heute werden Naturseifen gerne mit Lavendel bereitet. Vor allem durch sein starkes Aroma und das ätherische Öl wird er seit jeher in Küche und Haushalt verwendet – er vertreibt beispielsweise Insekten.

TIPP • TIPP • TIPP •

Lavendelöl, sagt Pfarrer Kneipp, gehört in jede Hausapotheke!

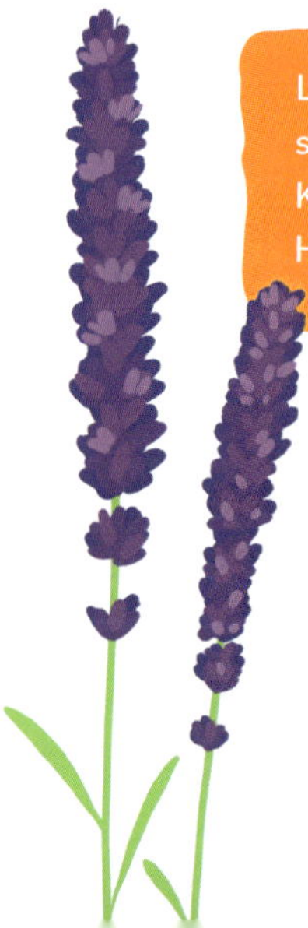

Lavendel liebt die Sonne, trockenen Boden, will gegossen werden, aber nicht nass sein. Lavendelstöcke gibt es zu kaufen, wer Lavendel selber ziehen will, muss früh im Jahr beginnen und im Haus vorziehen. Also Ende Februar Samen setzen, die jungen Pflanzen erst nach dem letzten Frost ins Freie geben.

Junge Spitzen können immer geerntet werden. Die große Ernte erfolgt zu Beginn der Blüte: Stängel abschneiden, zu einem Buschen binden und kopfüber zum Trocknen aufhängen. Lavendel sollte im Frühling, nach dem letzten Frost, zurückgeschnitten werden, damit er nicht holzig wird. Lavendel wird auch gern als Einfassung von Beeten oder am Rand der Wege gepflanzt. Wer Lavendel in den mediterranen Ländern erlebt, wird feststellen, dass er dort einen viel intensiveren Duft entwickelt als in kühleren Gebieten.

LAVENDELTEE

Der Tee wird als Heißaufguss bereitet. Man nimmt 1 Teelöffel vom getrockneten Kraut für 1 Tasse Tee. Mit siedendem Wasser übergießen und 7 bis 10 Minuten ziehen lassen. Bei Unruhe kann man eine Zeit lang dreimal täglich 1 Tasse Tee trinken.

LAVENDELBAD

Hildegard von Bingen empfiehlt dieses Bad, das entspannt und beim Einschlafen hilft: einen intensiven Lavendeltee bereiten und ins Badewasser gießen. Das Wasser sollte angenehm warm sein und nicht zu heiß. (Badedauer: ca. 15 Minuten.)

LAVENDELTINKTUR

Ein Sträußchen Lavendel (frisch oder getrocknet) mit 500 ml klarem Alkohol (Obstbrand oder Korn, ca. 38–40 % Vol.) übergießen, das Gefäß gut verschließen und für 4 Wochen ruhen lassen. Abseihen, in eine Flasche füllen. Zur Hautpflege gibt man 1 Esslöffel davon in ein kleines Glas mit warmem Wasser. Das ergibt ein gutes Gesichtswasser. Bei Insektenstichen die betroffene Stelle damit betupfen, das wirkt desinfizierend. Aus dieser Tinktur wird auch der **Lavendellikör** bereitet: Hier wird der Tinktur Zuckerlösung beigefügt. Man rechnet für 300 ml Tinktur 150 g Zucker und kocht diesen in 120 ml Wasser auf. Die Lösung mit der Tinktur vermengen, in Flaschen füllen und die Mischung 2 Monate reifen lassen.

LAVENDELÖL

Lavendel trocknen. In ein Ansatzgefäß geben und mit gutem Öl bedecken (z. B. Olivenöl). 4 Wochen stehen lassen. Danach abseihen und in eine Flasche füllen. Das Öl kann auch eingenommen werden. Dazu auf ein Stück Würfelzucker ein paar Tropfen Öl geben: zur Beruhigung, zum Harmonisieren, bei Kopfschmerzen. Es kann auch in der Küche verwendet werden!

i

IN DER KOSMETIK ist Lavendel in vielen Produkten für Haut und Haare enthalten, in Parfums und im berühmten Kölnischwasser.

SPECIAL

BLÜTEN

FÜR DEKORATION UND GENUSS

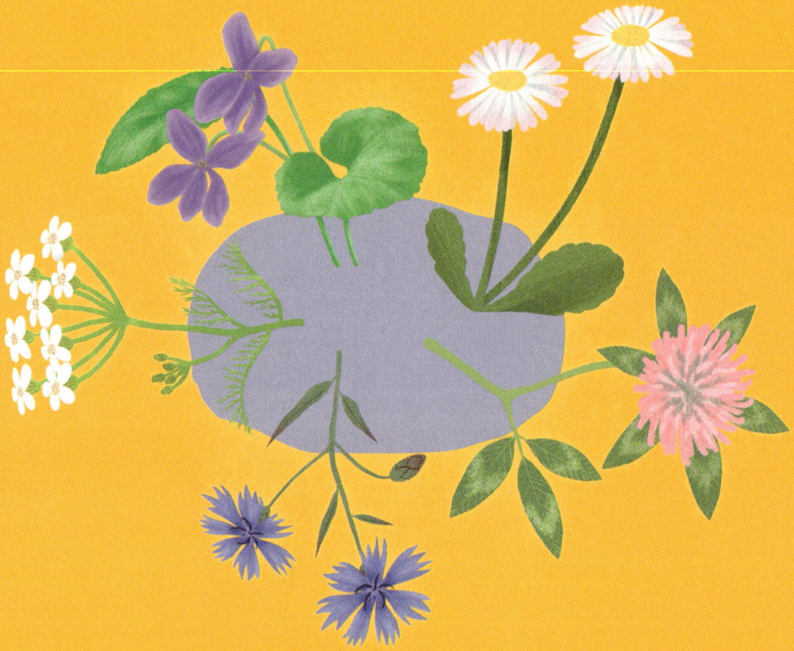

Kräuterblüten geben eine wunderbare Dekoration ab, aber man kann sie auch »ganz normal« essen. Im Frühling passen *Gänseblümchen, Vogelmiere* und *Veilchen* aufs morgendliche Butterbrot, sie können auch ein wenig gesalzen werden.

Essbar sind auch die Blüten von *Borretsch, Dahlie, Kapuzinerkresse, Klee, Kornblume, Lavendel, Löwenzahn, Majoran, Pelargonie, Rose, Ringelblume, Salbei, Schafgarbe, Sonnenblume, Taubnessel, Thymian, Veilchen* und *Ackerstiefmütterchen*. Aber auch *Akazie, Holunder, Kürbis* und *Zucchini*.

Probieren Sie sich durch! *Löwenzahn* schmeckt honigsüß, *Gänseblümchen* schmecken nussig, die Blütenblätter der *Sonnenblume* würzig-süß.

Die pfeffrig scharfe *Kapuzinerkresse* passt gut zu Aufstrichen und Butter. Die Blüten der *Taubnessel* schmecken in der Suppe, *Löwenzahn* im Salat.

Aus *Rosenblütenblättern* oder aus *Veilchenblüten* lässt sich eine wunderbare Bowle bereiten.

Zu Süßspeisen passen Blüten von *Rose* und *Veilchen, Lavendel* und *Ringelblume*.

BLÜTEN KANDIEREN

2 Eiweiß schlagen, aber nicht ganz fest, sodass man die Blüten darin eintauchen kann. Blüten nach dem Eintauchen mit Zucker bestreuen. Auf ein mit Papier ausgelegtes Backblech legen und im Ofen auf niedrigster Stufe langsam trocknen.

BLÜTEN IN EISWÜRFELN

Kleine Blüten wie die von Borretsch oder Lavendel können auch in Eiswürfeln eingefroren und auf diese Weise konserviert werden. Man gibt einen Eiswürfel in ein Glas Sekt oder einen alkoholfreien, möglichst hellen Aperitif wie Holunderblütensaft und hat dann die Blüten im Getränk.

BLÜTEN IN BACKTEIG

Blüten in Backteig herausgebacken und mit Zucker bestreut sind eine feine Süßspeise.
Als Blüten eignen sich besonders größere Blüten oder Blütenstände, also jene von Akazie, Holunder, Kürbis, Löwenzahn, Zucchini – das macht weniger Arbeit.
Für den Teig nimmt man 200 g Mehl, 2 Eier, 2 EL Öl, 250 ml Milch und 1 Prise Salz.
Die Zutaten in einer Rührschüssel zu einem Teig verrühren und 20 Minuten stehen lassen, dann noch einmal kurz durchrühren. In einer Pfanne 2 Finger hoch Fett (Öl oder Butterschmalz) erhitzen. Die Blüten am Stiel halten, durch den Backteig ziehen und im Fett ausbacken. Abtropfen lassen, auf Tellern anrichten und mit Zucker bestreuen.

VEILCHENBOWLE

Die Mengenangabe ist hier als Anregung gedacht, bei Pflanzen kann man nie präzise Angaben machen. Man braucht zumindest ein Schüsselchen voll Veilchen, zu viel kann es nie sein, 750 ml trockenen Weißwein, 2 EL braunen Zucker.
Die Veilchen (nicht waschen) in eine Bowleschüssel geben, zuckern, 15 Minuten stehen lassen. Danach die Hälfte vom Weißwein darübergießen und etwa 3 Stunden ziehen lassen. Durchseihen. Vor dem Servieren den restlichen gekühlten Weißwein dazugeben. Auf Wunsch mit Soda oder Sekt aufgießen. Einige frische Veilchen als Dekoration verwenden.
Auf diese Weise bereitet man auch Rosenbowle.

TIPP • TIPP • TIPP •

Die Blüten mancher Bäume sind nicht nur essbar, sondern auch sehr gesund. Die Blüten der Linde und des Holunderstrauchs (oder -baums) sind Bestandteil vieler Grippetees, sie sind schweißtreibend und helfen bei Fieber. Die Knospen der Linde isst man im Frühling (jeden Tag eine) als Vitaminspender.

CALENDULA OFFICINALIS

RINGELBLUME

Wirkung	In der Küche
Sanfte Kraft für Herz und Gemüt	Mit den gelb-orangen Ringelblumen hat man früher Speisen gefärbt. Sie eignen sich vorzüglich zur Dekoration: Ob Eierspeisen, Reis-, Nudel- oder Käsespeisen, Salate, sogar Fisch – überall machen sich die Blüten gut. Es werden die ganzen Blüten verwendet oder auch Blütenblätter abgezupft und über die Speisen gestreut. Die jungen grünen Blätter passen in den Salat. Früher waren die Blütenblätter Ersatz für den teuren Safran.

In der Volksheilkunde

Die Ringelblume ist ein Wundkraut und erstes Mittel bei Wunden aller Art. Bei Hautproblemen – selbst bei wirklich bösen – wird Salbe oder Öl aufgetragen. Tee wirkt reinigend. Ringelblume zählt zu den Frauenkräutern und fördert die Menstruation. In vielen Kräuterteemischungen ist sie enthalten, weil sie gesund ist und die gelb-orangen Blütenblätter so hübsch aussehen.

In dieser Pflanze ist die Energie der Sonne gespeichert: Wärme, Lebenskraft, Freude. Sie spendet Trost in dunklen Stunden, hilft, Vertrauen wiederzuerlangen und wärmt die Seele. Wer einen großen Schock erlitten hat, wende sich der Ringelblume zu, sie wird ihm weiterhelfen. Die »Goldblume« oder »Ringelrose« ist eine alte magische Pflanze und zählt zu den Liebeskräutern. Ihre enge Verbundenheit mit der Sonne zeigt sie auch durch ihr Verhalten: Wenn ein sonniger Tag beginnt, öffnet sie vor sieben Uhr am Morgen ihre Blüten, kommt Regen, bleiben diese geschlossen. Ringelblumen hatten in den Bauerngärten stets einen festen Platz.

Die Ringelblume kann man direkt ins Freie säen, schon zeitig im Frühjahr (März). Sie ist nicht anspruchsvoll, liebt die Sonne und sät sich gerne selbst aus. Die einzelnen Pflanzen sollen nicht zu dicht gesetzt werden, sie sind sonst anfällig für Mehltau. Die Ringelblume blüht bis weit in den Herbst hinein. Geerntet können die Blüten bei trockenem Wetter die ganze Saison lang werden. Die Frühsommer- und Sommerblüten haben die größte Kraft. Man schneidet die Blütenköpfe ab, trocknet sie und bewahrt sie lichtgeschützt in einem dunklen Glas auf.

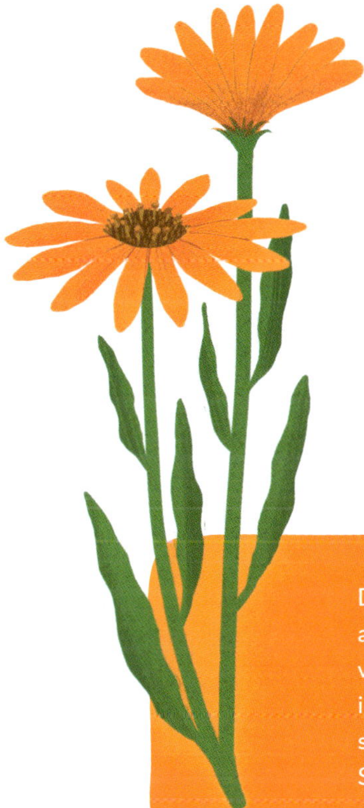

TIPP • TIPP • TIPP •

Die äußeren Blütenblätter abzupfen und wie Safran verwenden. Sie färben nicht so intensiv, daher etwa doppelt so viel verwenden. Passen in Suppen, Fisch- und Fleisch-, aber auch in Süßspeisen.

RINGELROSENSALBE

So wird die Ringelblumensalbe auch genannt. Sie wurde im bäuerlichen Haushalt mehrmals im Sommer bereitet, zumeist mit Butter oder Schweineschmalz, und war das ganze Jahr über unverzichtbar. Dazu wird das Fett in einer Pfanne erhitzt, die Blüten werden hineingelegt und langsam durchgebraten, damit die Inhaltsstoffe der Pflanze in das Fett übergehen. Das dauert gut eine halbe Stunde, auch länger. Danach ein wenig auskühlen lassen und durch ein Leinentuch drücken. Die Salbe kann sofort verwendet werden. Das ist im Grunde ihr großer Vorteil gegenüber dem Ringelblumenöl.

RINGELBLUMENÖL

Blüten ernten und im Schatten 1 Tag trocknen lassen. Locker in Gläser füllen, mit gutem Öl (Olivenöl) begießen, sodass alles gut bedeckt ist. 3 Wochen stehen lassen. Dann durch ein Leinentuch abseihen. In ein Gefäß geben, gut verschließen. Das Öl wird zum Einreiben verwendet, wunde Stellen und Narben können damit behandelt werden. Auch für Babys ist das Öl geeignet.

ROSA GALLICA

ROSE

Wirkung	In der Küche
Für die Liebe und das weibliche Selbstbewusstsein	Mit ihrem feinen, duftigen Aroma machen sich Rosenblütenblätter wunderbar in Getränken – Sekt, Bowle, Likör. Rosenblüten können als Dekoration verwendet werden, sie sind ja essbar. Aus getrockneten Rosenblütenblättern, die man zerkleinert, kann man Rosenblütenzucker bereiten. Rosenblüten kommen in Gelees oder Marmeladen und eignen sich gut zum Kombinieren. Rosenblüte-Pfirsich schmeckt beispielsweise sehr gut.

In der Volksheilkunde
Die Rose stärkt Herz, Leber und die Frauenorgane, wirkt reinigend und hilft bei Menstruationsproblemen. Sie ist entzündungshemmend. Bei Hautproblemen und wunden Stellen im Mund greift man zum Tee, nimmt ihn innerlich und äußerlich. Bei schlimmen Ausschlägen legt man Rosenblütenblätter auf die Haut. Die Kraft der Pflanze löst Spannungen, Krämpfe, Kopfschmerzen. Die Rose ist ein wunderbar ausgleichendes Heilkraut für den weiblichen Hormonhaushalt. Vorsicht: Nur Rosen verwenden, bei denen man sicher sein kann, dass sie nicht gespritzt wurden!

Die Rose ist eine königliche Pflanze: groß, stark, schön und wehrhaft. Seit alten Zeiten nennt man sie »Pflanze der Liebe«, sie wurde für Liebesorakel oder Liebeszauber verwendet. Besondere Stimmung schuf man stets mit Rosenblütenblättern – heimliche Wege zu heimlichen Plätzen wurden damit bestreut und auch das Hochzeitsbett. Die Rose stärkt das weibliche Selbstbewusstsein und die Sinnlichkeit. Sie öffnet das Herz, lindert seelisches Leid, vertreibt all die krankmachenden Gedanken und lässt die guten Energien fließen. Herzschmerzen und Liebeskummer kann die Rose leichter machen. Auch bei Schock hilft sie.

Rosen sind pflegeleicht, wenn sie am richtigen Platz stehen. Sie lieben die Sonne – im Idealfall sind sie nur einen halben Tag im prallen Sonnenlicht –, dazu guten, durchlässigen Boden, keine stehende Nässe. Beraten Sie sich mit einem »Rosenmenschen«, bevor Sie anpflanzen, und kaufen Sie den Rosenstock »von Angesicht«, also in der Gärtnerei. Geerntet werden die Blüten, sobald sie geöffnet sind, den ganzen Sommer lang bei trockenem Wetter. Die Blätter abzupfen, im Schatten trocknen oder frisch verwenden.

i

In den alten Kulturen (China, Persien, Indien) wurde die Rose für Gesundheit und Wohlbefinden geschätzt und verehrt. Rosenöl oder Rosenwasser waren stets den obersten Gesellschaftsschichten vorbehalten. Das »einfache Volk« konnte die Rosenblütenblätter von Garten- und Wildrose sammeln, Tee trinken, Tinkturen ansetzen. Rosenöl selbst war unvorstellbarer Luxus. Für einen Tropfen Rosenöl benötigt man zumindest 30 Blüten, für einen Liter Rosenöl an die 3.000 kg Blütenblätter.

ROSENBLÜTENTEE

Der Tee wird als Heißaufguss zubereitet. Man nimmt 1 bis 2 Teelöffel Rosenblütenblätter für 1 Tasse Tee. Mit siedendem Wasser übergießen, 10 Minuten ziehen lassen.

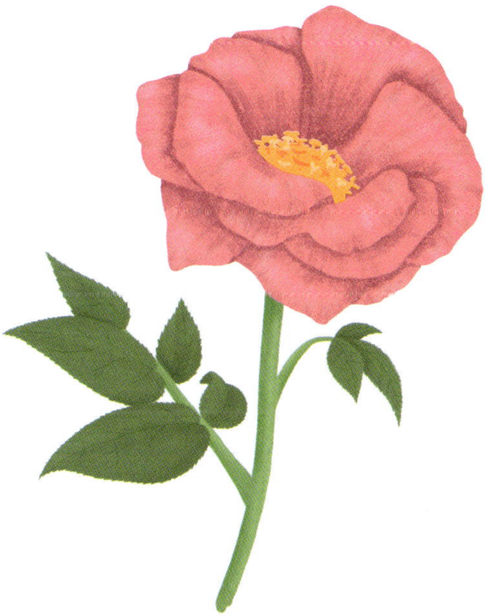

EINFACHES ROSENWASSER

Es kann nur frisch bereitet werden, hält sich ein paar Tage und soll daher großzügig verwendet werden. Eine kleine Schale mit frischen Rosenblütenblättern füllen, mit Wasser bedecken und einen Tag stehen lassen, dann abseihen. Dieses Wasser ist ein wunderbares Waschmittel für die Haut, sie fühlt sich dann ganz weich und sanft an; Rosenwasser hilft auch bei Hautproblemen.

ROSENSIRUP

Rezept für 1 Liter Wasser, 800 g Zucker und Rosenblütenblätter: Man nimmt so viele Rosenblütenblätter wie möglich. Das Wasser aufkochen und dann abkühlen lassen. Die Blüten in ein irdenes Gefäß geben, mit dem Wasser übergießen – sie sollen gut bedeckt sein –, gut zudecken und 2 Tage ziehen lassen. Danach abseihen, die Blätter gut ausdrücken. Die Flüssigkeit mit dem Zucker in einen Topf geben und sacht aufkochen, bis der Zucker aufgelöst ist. Noch heiß in Flaschen füllen.

TIPP • TIPP • TIPP •

Hildegard von Bingen empfiehlt, taufrische Rosenblütenblätter auf die Augen zu legen und etwa 15 Minuten dort zu belassen. Das hilft bei entzündeten und bei müden Augen und tut dem Auge rundum gut.

SPECIAL

DUFTKRÄUTER

WOHLRIECHENDE HILFE GEGEN LÄSTIGE INSEKTEN

Steh auf, Nordwind, und komm, Südwind,
und durchwehe meinen Garten,
dass der Duft seiner Gewürze ströme.

Aus dem Hohelied König Salomons
Altes Testament

Beinahe alle Kräuter duften, besonders zur Zeit der Blüte. Einige duften ganz besonders stark. Wer das liebt, pflanzt unter anderem *Thymian, Lavendel, Wermut, Rainfarn, Melisse, Rosmarin, Salbei, Steinklee, Veilchen* oder *Waldmeister*. Wenn der Wind sacht durch den Garten weht, ist der Duft betörend.

Gegen lästige Mücken im Sommer pflanzt man rund um den Sitzplatz *Thymian, Lavendel, Pfefferminze* und *Weihrauch*. Auch trockene Sträußchen davon, im Zimmer aufgehängt, helfen.

In den Kleiderschrank legt man Säckchen mit getrocknetem *Lavendel, Eberraute, Salbei, Thymian* oder *Rosmarin*, so vertreibt man die Motten.

Thymian, Zitronenmelisse und *Lavendel* passen auch gut ins Kräuterkissen. Wer besonders gut schlafen will, füllt das Kissen mit *Hopfenzapfen*.

DUFTPOTPOURRIS

Kräuterpotpourris werden aus getrockneten Blüten und Blättern bereitet. Man nimmt ein Gefäß und füllt die gut zerkleinerten Kräuter hinein. Ein paar Tropfen eines ätherischen Öls (Lavendel, Rose) darüberträufeln. Nun wird das Gefäß für 2 Wochen gut verschlossen aufbewahrt. Danach kann man die Mischung in eine Schale geben, und der Duft wird langsam den Raum durchströmen. Wenn er nachlässt, wieder etwas ätherisches Öl zugeben.
Man kann Kräuter der verschiedenen Jahreszeiten mischen, weil sie ja getrocknet verwendet werden. Besonders schön machen sich Rosenknospen in den Potpourris. In Säckchen gefüllt sind diese Duftkräuter auch ein schönes Geschenk.

SPECIAL

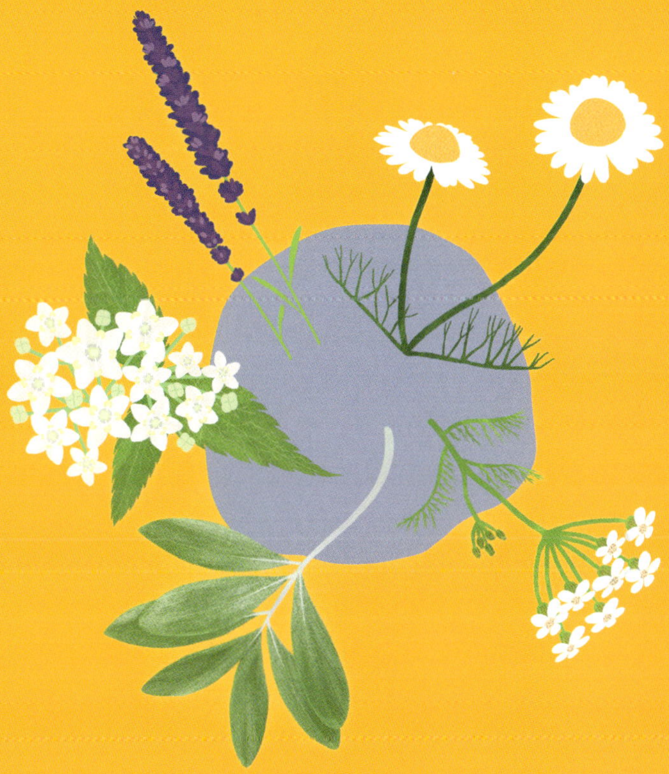

MISCHUNG FÜR HARMONIE	MISCHUNG ZUR VORBEUGUNG GEGEN ERKÄLTUNGEN	MISCHUNG ZUM EINSCHLAFEN
Rosenblütenblätter	Holunderblüten	Lavendel
Lavendel	Fenchel	Melisse
Ringelblume	Salbei	Kamille
Schlüsselblume	Kamille	Hopfen
Schafgarbe	Thymian	Rosenblütenblätter

TIPP • TIPP • TIPP •

GEGEN DIE WINTER-MELANCHOLIE

Zur »Harmonie«-Mischung Rosmarin hinzufügen und alles mit ein wenig Zitronen- oder Orangenöl beträufeln.

ROSMARINUS OFFICINALIS

ROSMARIN

Wirkung	In der Küche
Begleiter der Liebe, weit über den Tod hinaus	Gemüse, Fleisch, Fisch, Suppen, Salat – Rosmarin ist ein gern verwendetes Küchengewürz. Er hat einen intensiven, leicht harzigen Duft. Sehr gut schmecken Rosmarinnadeln, wenn sie in Öl oder Butter gebraten werden. Man gibt sie beispielsweise über gekochte und geschälte Kartoffeln. Deftige Speisen werden besser verdaulich, wenn man sie mit Rosmarin würzt.

In der Volksheilkunde
Rosmarin ist ein anregendes Kraut für Herz, Kreislauf, für Verdauung, Leber und Galle. Bei Abgespanntheit und bei Kopfschmerzen hilft er. Er vertreibt trübe Gedanken, schenkt »hellen Sinn«. Pfarrer Kneipp bezeichnet den Rosmarin als »wahren Herzstärker«. Für die Fruchtbarkeit der Frauen wird der Genuss von Rosmarin empfohlen. Rosmarin ist ein gutes Heilkraut für Menschen mit niedrigem Blutdruck.

»Meerestau«, so lautet der ursprüngliche Name. In den Ländern des Mittelmeers, wo Rosmarin groß und üppig wächst, sammelt sich der Morgentau in seinen Blüten. Sobald die Hitze kommt, verdunstet er. Rosmarin ist eine Pflanze der Liebe, die uns ein Leben lang begleitet – bis hin zur Trauer, zum Abschiednehmen und Sterben. Die Liebe, für die der Rosmarin steht, hat viel mit Treue zu tun und mit Beständigkeit. Einerseits greift man bei Liebesdingen nach dem Rosmarin, trägt ihn bei Hochzeiten im Brautsträußlein, und andererseits hilft diese Pflanze auch beim Trauern: Sie erleichtert das Loslassen, das Gehenlassen des Verstorbenen. Beim Begräbnis erhielten die Gäste früher einen Rosmarinzweig (oder Thymian); er wurde ins Weihwasser getaucht und der Sarg damit besprengt. Auf dem Grab pflanzte man Rosmarin, und zum Totengedenken wurden kleine Rosmarinkränze geflochten.

Ich hab die Nacht geträumet
wohl einen schweren Traum:
Es wuchs in meinem Garten ein
Rosmarienbaum ...
... was mag der Traum bedeuten?
Herzliebster, bist du tot?

Aus einem alten Liebeslied
vor 1800

Den Rosmarin lasse ich über meine Gartenmauern wachsen. Nicht nur, weil meine Bienen ihn lieben, sondern auch, weil er das Gartenkraut ist, das der Erinnerung und Freundschaft geweiht ist.

Thomas Morus
(1478–1535)

Rosmarin liebt es eher trocken, er ist kälteempfindlich und muss im Winter ins Haus gebracht werden. Friert es nicht, kann man das ganze Jahr über ernten. Man schneidet die Zweiglein ab und verwendet die Nadeln. Für die große Ernte zum Trocknen ist die Zeit der Blüte im frühen Sommer die beste.

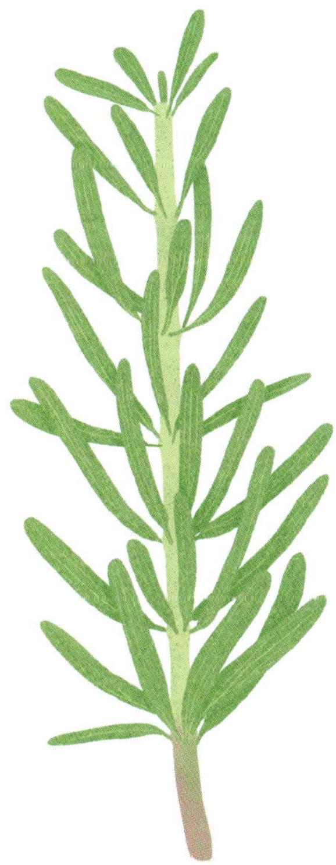

ROSMARINTEE

Der Tee wird als Heißaufguss bereitet. Man nimmt 1 Teelöffel vom getrockneten Kraut auf 1 Tasse Tee. Mit siedendem Wasser übergießen, 5 Minuten ziehen lassen.

ROSMARINWEIN

Man nimmt 1 Flasche trockenen Weißwein (750 ml), 3 Zweiglein Rosmarin und hängt am besten die Zweiglein in die Weinflasche, lässt sie 24 Stunden drinnen und nimmt sie dann heraus. Rosmarinwein wird likörgläschenweise getrunken. Er erinnert durch seinen harzigen Geschmack an Retsina.

TIPP • TIPP • TIPP •

Schwangere und Menschen mit sehr hohem Blutdruck sollen in der Verwendung von Rosmarin vorsichtig sein!

SPECIAL

WINTERKRÄUTER

IN TÖPFEN UND GETROCKNET

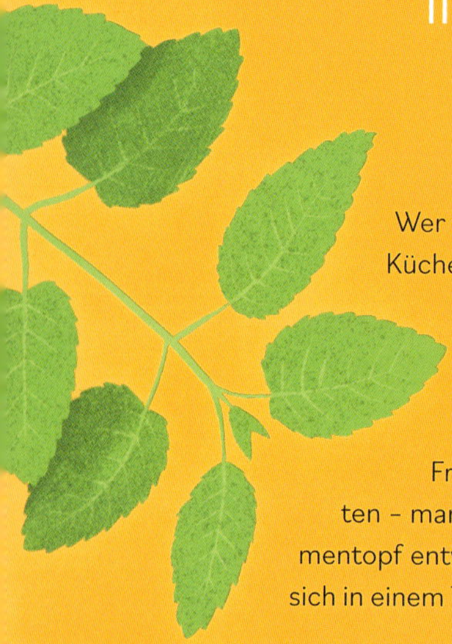

Wer im Winter frische Kräuter haben will, stellt ein paar Pflanzentöpfe in die Küche, am besten ans Fenster, denn die Kräuter brauchen neben der Wärme des Hauses auch Sonnenlicht.

Basilikum, Kerbel, Koriander, Kresse, Rosmarin und *Schnittlauch* wachsen auch im Haus in Blumentöpfen. Im Freien halten sich *Salbei* und *Thymian* und können lange geerntet werden, bis zum richtigen Frost, auch *Petersilie* kann man selbst im Winter an wärmeren Tagen ernten – manchmal lugt sie richtig unter der Schneedecke hervor. *Rosmarin* im Blumentopf entwickelt sich gut, wenn er nicht zu warm steht – beispielsweise fühlt er sich in einem Treppenhaus wohl.

Im Winter verwendet man die getrockneten Kräuter für Tees und in der Küche. Und darf all die Sonnenkraft genießen, die in den Pflanzen gespeichert ist. Sie schenkt Freude, Wärme und bringt Helligkeit in die dunkle Jahreszeit. Die Kräuter bringen auch etwas Farbe in die Tees – die gelb-orange *Ringelblume*, der blaue *Lavendel*, die zarten *Rosenblütenblätter* passen zu fast allen Teemischungen. Für die Speisen bieten sich jene Kräuter an, die innere Wärme schenken. Zu den wärmenden Winterkräutern zählen *Anis, Fenchel, Ingwer, Kardamom, Kümmel, Muskatnuss, Lorbeer, Rosmarin, Sternanis* und *Zimt*.

Wärmend für die Seele sind die »Stimmungsaufheller« *Baldrian, Johanniskraut, Lavendel* und *Melisse*. Sie schützen vor winterlicher Niedergeschlagenheit.

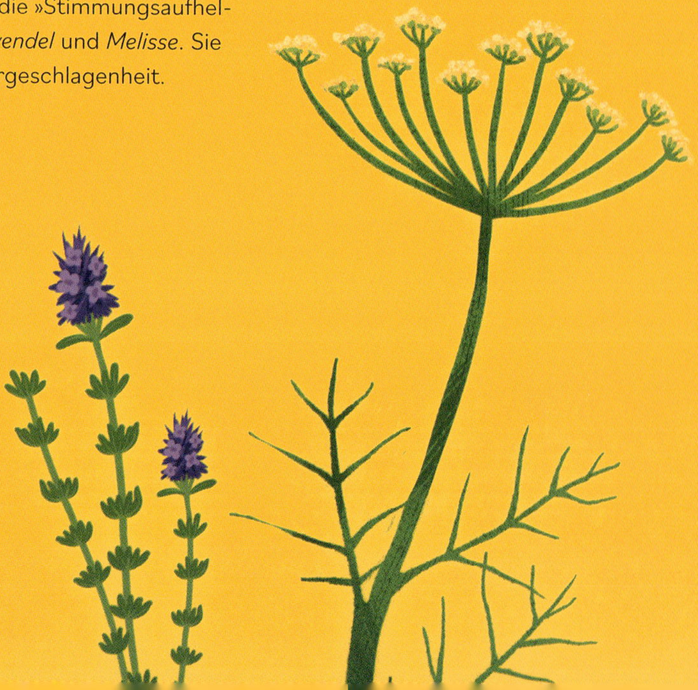

FRAUENKRÄUTER

LEBENSLANGE BEGLEITER DER FRAUEN

Kräuter waren stets gute Begleiter der Frauen – von der Pubertät bis in die Wechseljahre und danach. Als »Frauenkräuter« werden Heilpflanzen bezeichnet, die blutreinigend sind, auf die Menstruation wirken, die Geburt erleichtern und später die Frauen auf dem Weg ins Alter begleiten.

Die Frauenkräuter sind auch wichtige Kräuter im Kräuter- oder Frauenbuschen, den man seit alters am 15. August, dem großen Frauentag (Mariä Himmelfahrt), zur Weihe bringt: Da werden – je nach Region – 7, 9, 77 oder gar 99 Kräuter zur Zeremonie getragen, darunter sind fast überall *Eisenkraut, Engelwurz, Frauenmantel, Kamille, Königskerze, Johanniskraut, Liebstöckel, Schafgarbe* und *Salbei.* Dass »Frauenkräuter« in diesem Buschen so reich vertreten sind, hat mit dem Ereignis der Geburt zu tun: Man bittet Maria, die große Mutter, um Beistand in dieser wichtigen und schweren Stunde. Möge sie die Kräuter segnen, damit sie den Frauen Schutz und Hilfe sind.

BEI MENSTRUATIONSBESCHWERDEN

Frauenmantel, Gänsefingerkraut und Kamille lösen Krämpfe.
Frauenmantel, Brennnessel, Hirtentäschel und Schafgarbe helfen bei zu starker Menstruation.
Rosmarin, Beifuß helfen bei zu schwacher Menstruation.
Brennnessel, Frauenmantel, Gänseblümchen, Ringelblume, Schafgarbe und Weiße Taubnessel helfen bei Beschwerden im Unterleib.

KRÄUTER ZUR UNTERSTÜTZUNG DER GEBURT

Labkraut, Lavendel, Pfefferminze und Wermut erleichtern die Geburt.
Frauenmantel und Wegwarte stärken die Gebärende.
Arnika gilt als gutes Mittel für die Frau im Wochenbett.
Alte Rezepte empfehlen auch Kamille und Quendel für eine leichtere Geburt.

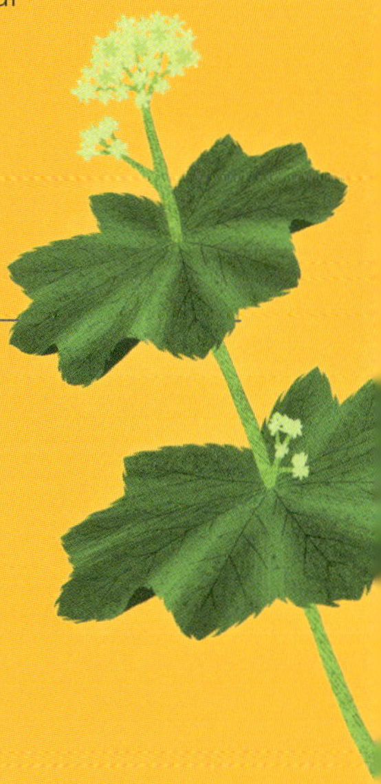

Bereite einen Eimer Tee aus Kamillenblüten und Quendel und stelle diesen unter den Gebärstuhl. Das erleichtert die Geburt.

Aus einem alten Kräuterbuch

TRIFOLIUM PRATENSE

ROTKLEE

Wirkung	In der Küche
Begleitet auf neuen Wegen, fördert die Liebe und spendet Trost.	Rotkleeblüten werden gern als Dekoration verwendet, sie schmecken süßlich. Sie passen auf Süßspeisen, auf Gemüse und Salate. Ganz fein ist es, wenn man die Blütenblätter auszupft.

In der Volksheilkunde
Der Rotklee ist ein Frauenkraut, in den Wechseljahren hilft er bei Hitzewallungen. Er wirkt krampflösend und entzündungshemmend und hat reinigende Wirkung. Tee wurde für Umschläge bei Gliederschmerzen, Hautproblemen und Ekzemen verwendet. Getrunken wirkt er blutreinigend und stärkt die Leber. Mit Rotklee wurden Wunden gewaschen und so deren Heilung angeregt. Frauen in den Wechseljahren wurde empfohlen, täglich zwei Blüten zu essen – eine am Morgen, eine am Abend. Kinder haben das früher auch gern getan, sie saugten auch die Blütenstängel aus, weil sie süß schmecken.

Es gibt verschiedene Klee-Arten: Bockshornklee, Steinklee, Sauerklee, Wundklee, Weißer und Roter Wiesenklee. Gesund sind sie alle. Hier steht der Rote Wiesenklee, also der Rotklee im Mittelpunkt.

Schon den Kelten galt der Klee als Glückssymbol, er soll Bestandteil des Zaubertranks der Druiden gewesen sein. Wer ein vierblättriges Blatt findet, ist ein Glückskind und fortan beschützt. Um den Roten Klee ranken sich viele Geschichten – er stärkt die Seele, er ist ein Trost bei Kummer und Kränkung, bei Traurigkeit aller Art. Er hilft dem Menschen, sich von altem Schmerz zu befreien. Und er ist eine Pflanze für den Liebeszauber.

Rotklee wächst auf Wiesen und an Wiesenrändern. Meist sucht er sich seine Plätze selbst. Wenn man also ein Stück Wiese im Garten hat, kann man darauf warten, ob er sich hier wohlfühlt. Man kann ihn auch aussäen, im Frühling nach den Frösten. Die Wurzeln des Rotklees verbessern die Böden. Er wächst rasch. Zwischen Mai und September kann geerntet werden, am besten zur Mittagszeit. Für Bienen und Hummeln ist der Rotklee eine richtige »Weide«, auch die Schmetterlinge lieben ihn.

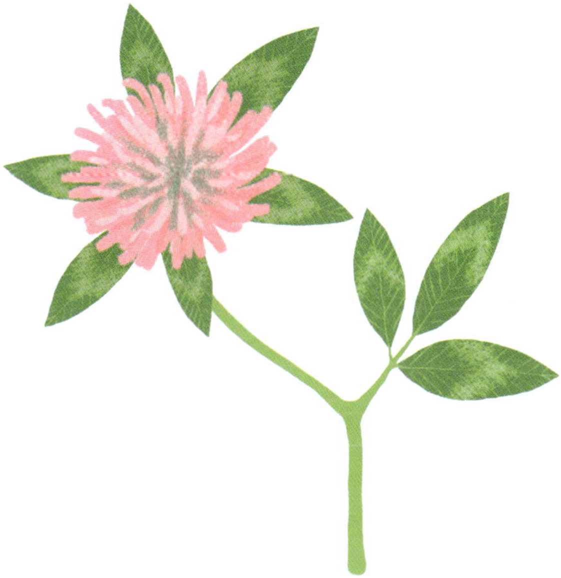

ROTKLEESIRUP

Man nimmt ein 1-Liter-Gefäß voll Blüten, 1 Liter Wasser, 800 g Zucker, 1 unbehandelte Zitrone. Die Blüten grob zerschneiden, in eine Schüssel oder einen Topf geben, Zitronenscheiben dazu. Das Wasser aufkochen lassen und über die Blüten gießen. Zudecken, 1 Tag lang stehen lassen, abseihen. Diesen Saft in einen Kochtopf geben, Zucker dazugeben und aufkochen. Kurz sanft köcheln, bis der Zucker aufgelöst ist. Noch heiß in Flaschen füllen und gut verschließen. Der Saft hat eine rötliche Farbe, schmeckt gut und wirkt reinigend. Schwangere oder Frauen, die stillen, sollten den Saft nicht trinken. Wenn man etwas mehr Zucker nimmt (z. B. 1 kg Gelierzucker), erhält man Gelee.

ROTKLEETEE

Er wird als Heißaufguss bereitet. Man nimmt 1 Teelöffel der getrockneten Blüten (oder 3 Blütenköpfe) für 1 Tasse Tee. Mit siedendem Wasser übergießen, 10 Minuten ziehen lassen. Trinken oder für Waschungen verwenden.

SALVIA OFFICINALIS

SALBEI

Wirkung	In der Küche
Schenkt Schutz und inneren Frieden.	Salbei ist ein wunderbares Gewürz und vielseitig einsetzbar. Salbei passt beinahe zu allen Speisen, auch zu Fleisch und Fisch. Er schmeckt gut und fördert die Verdauung. Früher wurden die großen Blätter durch Backteig gezogen und in Fett gebacken. Salbeiblätter, in Öl recht knusprig gebraten, passen gut zu Risotto oder Teigwaren. Man kann sie auch pur knabbern, sie schmecken wunderbar. Blüten eignen sich zum Dekorieren.

In der Volksheilkunde
Salbei ist ein ausgleichendes Kraut, er reguliert die Hitze. Für Frauen in den Wechseljahren kann der Tee nicht genug empfohlen werden. Schwangere hingegen sollten Salbeitee meiden. Salbei nimmt die Entzündung von Darm, Magen, Leber, Galle. Mit Salbeitee spült man bei allen Problemen in Mundraum und Hals. Wunden werden damit gewaschen, Hautprobleme behandelt. Salbei hilft bei Nervosität und Ängstlichkeit. Pfarrer Kneipp empfahl, den Salbei wie Pfeffer oder Salz über die Speisen zu streuen, um seine Heilkraft täglich zu nutzen.

Mit Salbei wurden Räume gereinigt, Böses abgewehrt, gute Wesen eingeladen. Salbei ist eine alte Zauberpflanze und eine Pflanze der großen Muttergöttin. Salbei verhilft zu klarem Blick, hilft, Frieden zu finden und bietet Schutz in schwierigen Situationen. Wem es schwerfällt, sich zu konzentrieren, der lege im Zimmer Salbeiblätter auf, damit sie den Raum erfüllen, so werden die Gedanken klar.

Salbei braucht einen sonnigen Platz, er mag keine Staunässe, lieber trockenen, sogar steinigen Boden. Man kann Samen aussäen (nach dem Frost) oder aber Stecklinge von großen Pflanzen ziehen. Im Winter ist er empfindlich, sollte daher abgedeckt werden. Aber er überlebt draußen, wenn er gut eingepflanzt ist. Die Blätter kann man immer verwenden. Für die große Ernte schneidet man die Zweige bei trockenem, sonnigem Wetter zur Zeit der Blüte ab. Wer Salbei im Garten hat, kann ihn beinahe das ganze Jahr verwenden, selbst im Winter – solange er nicht eingeschneit ist. Die Blätter behalten ihr Aroma. Die Blüten können selbstverständlich auch geerntet werden.

SALBEITEE

Der Tee wird als Heißaufguss bereitet. Man nimmt 1 Teelöffel Salbei für 1 Tasse Tee. Mit siedendem Wasser übergießen, 10 Minuten ziehen lassen. Trinken, für Waschungen verwenden oder damit gurgeln.

SALBEIBLATT AUFLEGEN

Salbeiblätter auf entzündete Hautstellen legen, das hilft und tut gut. Wer im Mund wunde Stellen oder Zahnschmerzen hat, nimmt ein Salbeiblatt, legt es auf die Stelle und lässt es dort. Immer wieder erneuern. Das nimmt Entzündung und Schmerz.

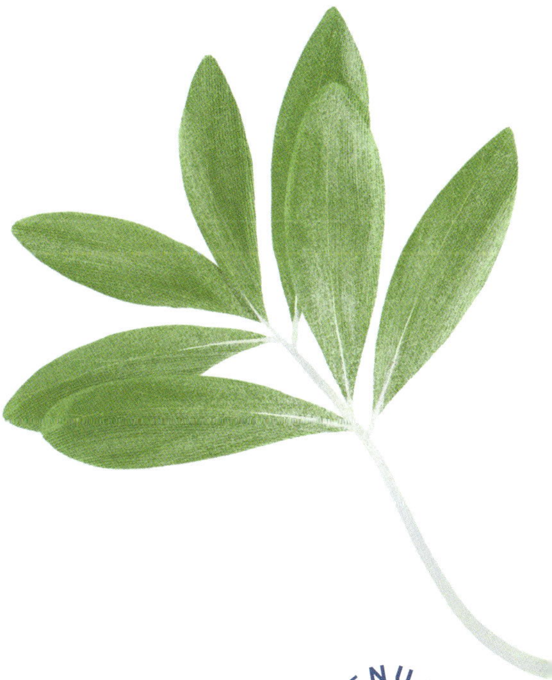

SALBEIWEIN

Kräuterweine werden üblicherweise mit trockenem Weißwein bereitet. Salbei, selbst von sprödem Geschmack, verträgt auch vollmundigen Wein. Für die Heilwirkung hat das keine Bedeutung, es schmeckt nur besser.
1 Handvoll Salbeiblätter mit 1 Flasche Wein (750 ml) ansetzen und 2 Tage lang stehen lassen, dann abseihen. Den Wein likörgläschenweise trinken.

GENUSSREZEPT

SALBEINUDELN

Zutaten:

400 g Teigwaren
2 Handvoll Salbeiblätter
2 Esslöffel gehackte Walnüsse (oder ganze Pinienkerne)
Öl zum Anrösten

Zubereitung:

Teigwaren (Spaghetti, breite Nudeln – je nach Wunsch) bissfest kochen. Salbeiblätter von den Stielen zupfen, aber ganz lassen. In einer Pfanne die Blätter in Öl anbraten, etwa 2 Minuten später die Nüsse dazugeben und kurz mitbraten. Die Blätter sollen knusprig werden, die Nüsse nicht zu dunkel. Teigwaren abseihen und die Salbeiblätter, die Nüsse und das Öl darübergießen.

KRÄUTER FÜR JEDE LEBENSLAGE

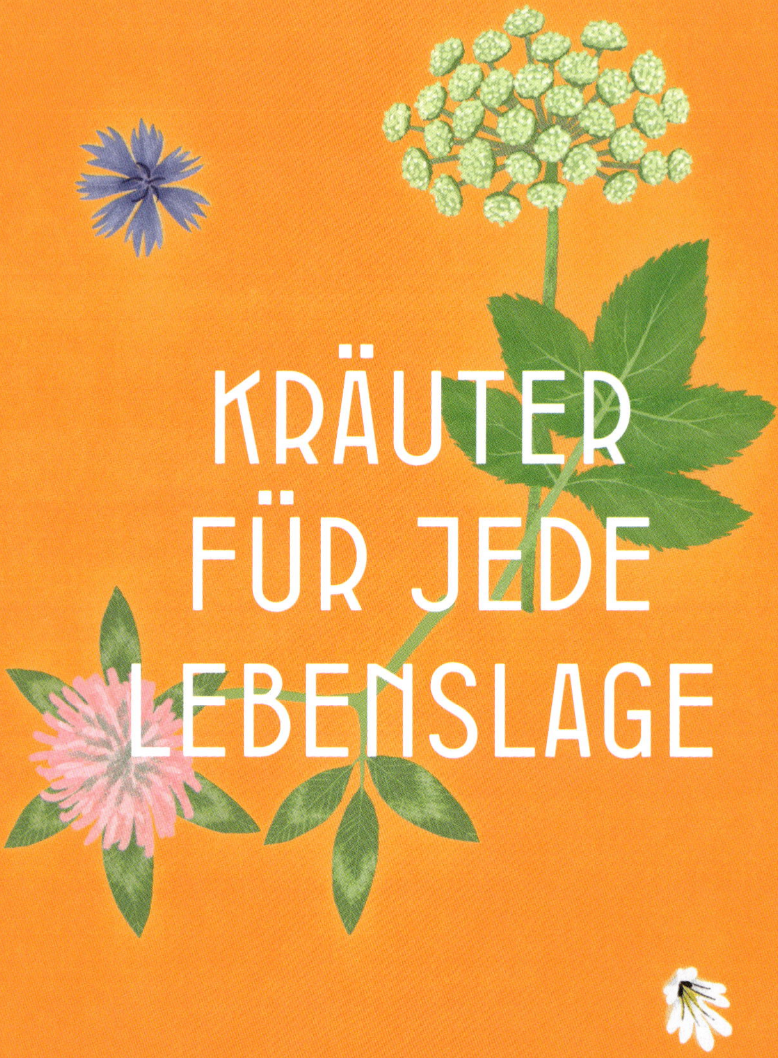

GEDULDKRÄUTER

SCHENKEN GELASSENHEIT

Wenn man es gar nicht mehr erwarten kann, unruhig hin und her wetzt oder »auf Nadeln« sitzt, wenn man keine innere Ruhe hat und nicht zuhören kann, weil man in Gedanken ganz woanders ist, wenn man unzufrieden ist mit der Leistung anderer und nicht akzeptieren kann, dass sie anders an ein Problem herangehen und scheinbar langsam sind – dann ist es Zeit für eine Tasse Tee aus *Beifuß, Gänseblümchen, Kamille, Schachtelhalm, Schafgarbe, Wegwarte.*

Jede Pflanze kann für sich als Tee verwendet werden, aber auch in Kombination mit den anderen. Alle diese Kräuter kommen in der Natur vor, wachsen an Wegrändern und zählen eigentlich zu den »bescheidenen« Kräutern. Bescheidenheit und Geduld, das passt gut zusammen.

TIPP • TIPP • TIPP •

BERUHIGENDER ATEM
Wenn der Stress nicht weichen will, hilft bewusstes Atmen: Man atmet vier Zähler lang durch die Nase ein. Der Bauch wölbt sich dabei nach vorne. Dann atmet man sieben Zähler lang mit gespitzten Lippen durch den Mund aus. Man darf den Atem ruhig hören! Danach folgt eine kurze Pause – bis der Atem von selbst wiederkommt. So lange wiederholen, bis Ruhe einkehrt.

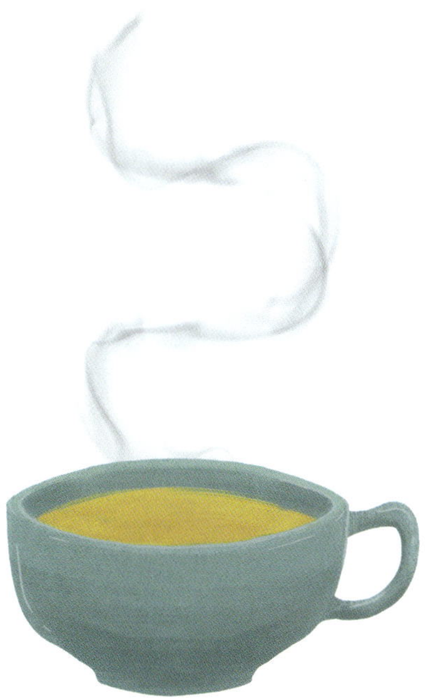

GROLLKRÄUTER

HELFEN BEI ÄRGER, ZORN ODER VERBITTERUNG

Heilpflanzen gegen Verbitterung sind fast immer »Leberkräuter«. Die Leber ist unser zweitgrößtes Organ, und eine ihrer wesentlichen Aufgaben ist die Entgiftung. All das viele Ungesunde, das man zu sich nimmt, wandelt die Leber in Verdauliches um, erst dann wird es ausgeschieden. Auch all das, was für unsere Seele schwer verdaulich ist, läuft über die Energielinie von Leber und Galle. Lang aufgestauter Groll kann allerhand anrichten.

»Was ist denn dir über die Leber gelaufen?«, so fragt das Volk seit jeher, wenn es jemandem ansieht, dass er Ärger hat. Und sagt bei Wutanfällen: »Dem geht die Galle über.«

Heilpflanzen, die helfen, mit der Wut auszukommen, helfen, diese anzuschauen, kennenzulernen, ihr Raum zu geben und sie dann vielleicht auch fortfliegen zu lassen ins große Wut-Land, wo es ihr besser geht. Viele Kräuter, die hier genannt werden, sind bitter. Die Leber, die alles Bittere liebt, freut sich darüber.

GEGEN WUT UND BITTERKEIT

Brennnessel hilft, Zorn und Wut zu erkennen.	**Enzianwurzel** bringt Hilfe bei zornigen Ausbrüchen und »wenn's einem sauer aufstößt«.	**Kamille** hilft bei ständiger Gereiztheit. »Was verhärtet ist, macht's weich«, sagt das Kräuterbuch.	**Löwenzahnwurzel** erleichtert die Bitterkeit.
Lavendel hilft, trotz aller Gereiztheit die Mitte zu finden.	**Majoran** unterstützt, wenn tiefe Ängste sich in Zorn ausdrücken.	**Mariendistel** hilft bei angestautem Ärger, der die Energien blockiert.	**Wermut** ist gut bei Verbitterung. Er gilt als stärkstes »Leberkraut« und ist sehr bitter!

TIPP • TIPP • TIPP •

Beinahe alle Frühlingskräuter sind eine wunderbare Hilfe, um Ärger oder Zorn abzubauen. Sie wirken blutreinigend, viele sind leicht bitter. Die Leber freut sich über solche Nahrung. Auch Bärlauch mag sie sehr gerne. Wenn's der Leber gut geht, wird manches leichter.

MUTKRÄUTER

HILFE FÜR VERZAGTE, UNSICHERE UND WANKELMÜTIGE

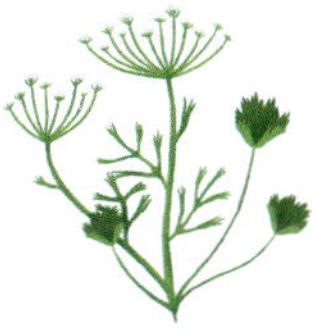

Anis
hilft, sich beschützt und gestärkt zu fühlen.

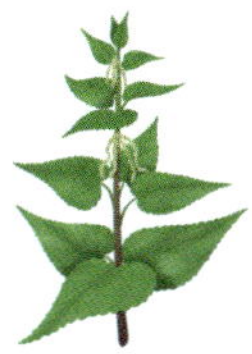

Brennnessel
hilft, sich zu behaupten.

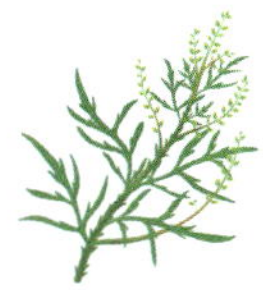

Beifuß
schenkt der Seele Stärke.

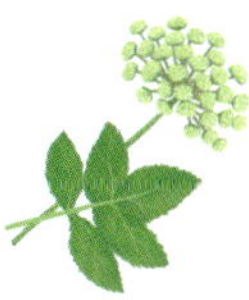

Engelwurz
schenkt Vertrauen für den eigenen Weg.

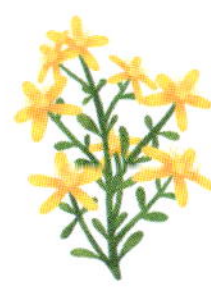

Johanniskraut
schenkt Kraft und Mut – auch in der Liebe.

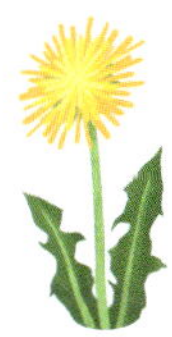

Löwenzahn
stärkt das Selbstbewusstsein.

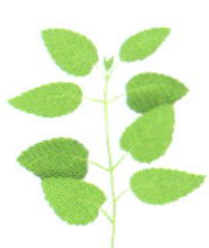

Melisse
hilft, die Liebe anzunehmen.

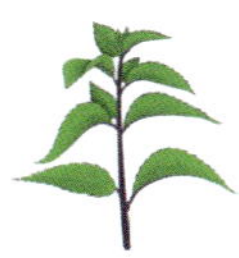

Pfefferminze
gibt Kraft, stärkt die Nerven, löst die Angst.

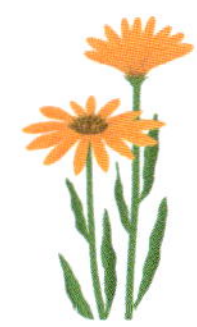

Ringelblume
schenkt Kraft für klare Gedanken.

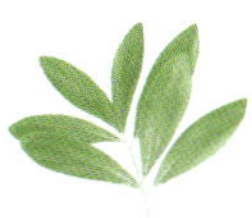

Salbei
hilft, klar zu sehen, lässt Energie fließen.

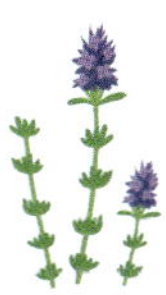

Thymian
gibt Mut bei schweren Entscheidungen.

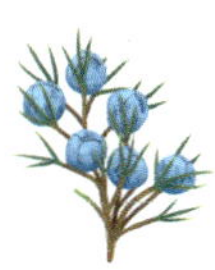

Wacholder
für klaren Blick und eine starke innere Mitte.

SCHLAFKRÄUTER

FÜR INNERE RUHE

Schlafkräuter helfen nicht, Schlaf zu bringen, sondern sie helfen, ruhig zu werden. Meist kommt die Schlaflosigkeit daher, dass man innerlich nicht ruhig wird und somit auch nicht »ruhen« kann. Die sogenannten »Schlafkräuter« beruhigen und entspannen.

Abends eine Tasse eines beruhigenden Kräutertees trinken, z. B. *Baldrian, Hopfen, Melisse, Lavendel,* das lässt zur Ruhe kommen, schenkt Frieden und Geborgenheit. Auch ein Kräuterbad hilft, ruhig zu werden. Angenehm ist ein Kräuterkissen für den Schlaf - auch Kinder freuen sich darüber.

SCHLAFTEE

Baldrian, Hopfen, Johanniskraut zu gleichen Teilen mischen, dazu passen auch Melisse oder ein paar Rosenblüten. Man nimmt 1 bis 2 Teelöffel Kräuter für 1 Tasse Tee. Mit siedendem Wasser übergießen, 10 Minuten ziehen lassen. Auch Orangenblüten passen gut in diesen Tee. Sie entspannen, und man bekommt sie in der Apotheke.

KRÄUTERBAD ALS SCHLAFHILFE

Dem Badewasser einen Tee aus Lavendel oder Kamille zufügen und so lange im Wasser bleiben, wie man Freude daran hat. Das Badewasser soll nicht zu heiß sein und zum Schwitzen anregen, sondern angenehme Temperatur haben, sodass man sich wohlfühlt.

DUFTLAMPE

Ein paar Tropfen eines ätherischen Öls in einer Duftlampe verdunsten lassen, das verbreitet gute, sanfte Stimmung. Beispielsweise: Lavendel, Kamille, Fenchel.

SCHLAFKISSEN

Anis, Lavendel, Melisse, Salbei, Rosmarin, Thymian passen gut in ein Schlafkissen. Eines oder mehrere dieser Kräuter auswählen. Die Pflanzen sollen zur Zeit der Blüte oder kurz davor geerntet und getrocknet werden.

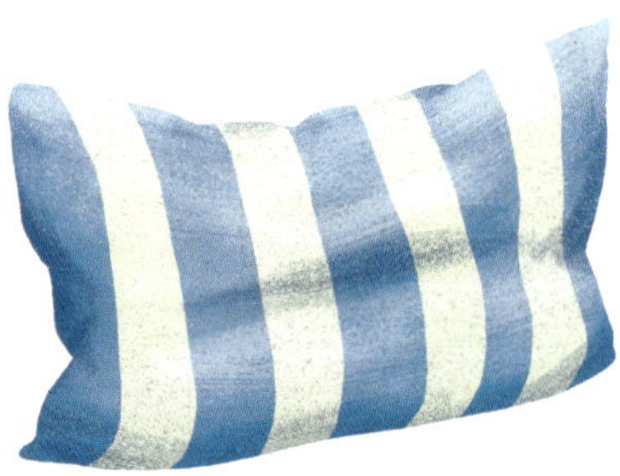

KONZENTRATIONSKRÄUTER

HILFE FÜR KLARE GEDANKEN

Oft werden sie »Lernkräuter« genannt und damit vor allem Kindern zugeordnet. Aber jeder, der Probleme hat, sich zu konzentrieren, kann zu Kräutern greifen und Hilfe erbitten. Viele Pflanzen sind hier von großer Kraft. In der Duftlampe oder auf einer Räuchertablette füllen sie den Raum mit ihrer Energie. Als Tee wirken sie unmittelbar.

Baldrian stärkt jene, die sich überlastet fühlen.	**Basilikum** lässt Unnützes beiseiteschieben.	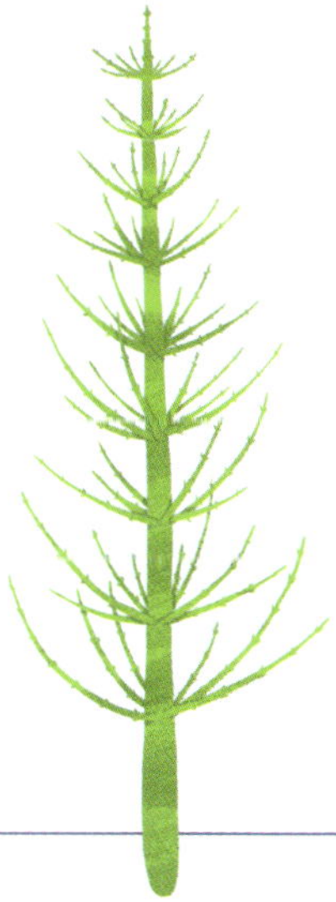
Eisenkraut unterstützt geistige Arbeit.	**Engelwurz** schenkt Vertrauen und Selbstbewusstsein.	
Löwenzahnwurzel lenkt den Blick auf Wesentliches.	**Salbei** löst negative Energie auf.	**Zinnkraut (Schachtelhalm)** fördert die Zielstrebigkeit.

MORGENTEE FÜR EINEN ANSTRENGENDEN TAG

Fenchelsamen, Rosenblütenblätter und Zinnkraut (Schachtelhalm) mischt man zu gleichen Teilen. Der Tee wird als Heißaufguss bereitet. Man nimmt 1 Teelöffel Kräuter für 1 Tasse Tee. Mit siedendem Wasser übergießen, 10 Minuten ziehen lassen. Dieser Tee schmeckt recht angenehm.

TRAUERKRÄUTER

HELFEN DER SEELE ZU GESUNDEN

**Pflanzen können zu unserer Seele sprechen.
Wir müssen uns ihnen gegenüber nur öffnen.**

Wolf-Dieter Storl (*1942)
Ethnobotaniker und Kulturanthropologe

Pflanzen speichern das Sonnenlicht und die Kraft der Sonne. Von dieser Energie schenken sie uns – in der kalten Jahreszeit oder auch, wenn unsere Seele schwer ist und traurig, wenn Sorgen und Kummer unser Herz erfüllen. Stirbt ein lieber Mensch, begleiten diese Kräuter die Hinterbliebenen auf dem langen Weg des Abschiednehmens. Die Kräuter schenken Ruhe, Kraft und Wärme und helfen der Seele zu gesunden.

Beifuß
lindert den seelischen Schmerz.

Bohnenkraut
nimmt der Seele die Schwere.

Kamille
hilft bei Angst und Trauer.

Rosmarin
hilft beim Loslassen.

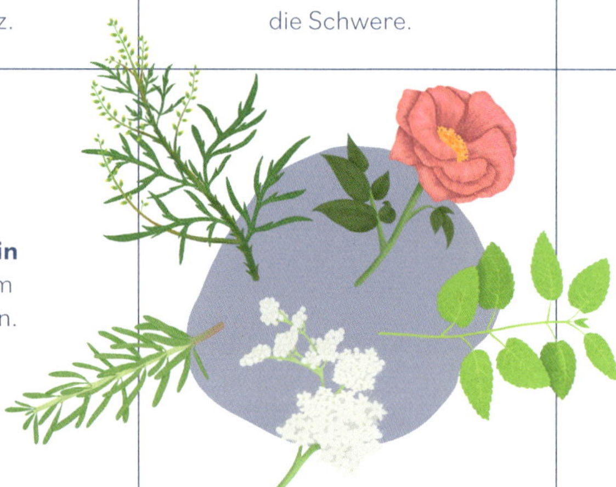

Melisse
lindert die Schwermut.

Rosenblüten
helfen, inneren Frieden zu schließen.

Mädesüß
nimmt den Druck von der Seele.

Tausendgüldenkraut
stärkt Vertrauen und öffnet das Tor ins Leben.

DUNKLE ZEITEN

KRÄUTER ALS HILFE BEI ANGST UND KUMMER

Wer die Geschichte des Wortes »Trost« nachliest, erfährt, dass der ursprüngliche Wortstamm vom Wort »deru«, das heißt Baum oder Eiche, stammt. Man bezeichnete damit innere Festigkeit und Stärke. Wer Trost schenkt, schenkt dem Herzen des anderen Stärke und Zuversicht. Wer Trost schenkt, gibt dem anderen das Gefühl der Sicherheit, das Gefühl, beschützt zu sein. Manche Pflanzen können das. Man sollte sich Zeit nehmen und eine Pflanze aussuchen, die für einen passt. Ein wenig zur Ruhe kommen, sich besinnen und die Pflanze auf sich wirken lassen – und dann wählen:

KRÄUTER GEGEN ANGST	KRÄUTER BEI PRÜFUNGSANGST UND NERVOSITÄT	KRÄUTER BEI DEPRESSION
Anis	Beifuß	Baldrian
Eisenkraut	Brennnessel	Hopfen
Kamille	Eisenkraut	Johanniskraut
Lavendel	Johanniskraut	Melisse
Melisse	Lavendel	Labkraut
Thymian	Melisse	Lavendel
Rose	Salbei	Liebstöckel
Wildrose		Ringelblume
Wacholder		Ysop

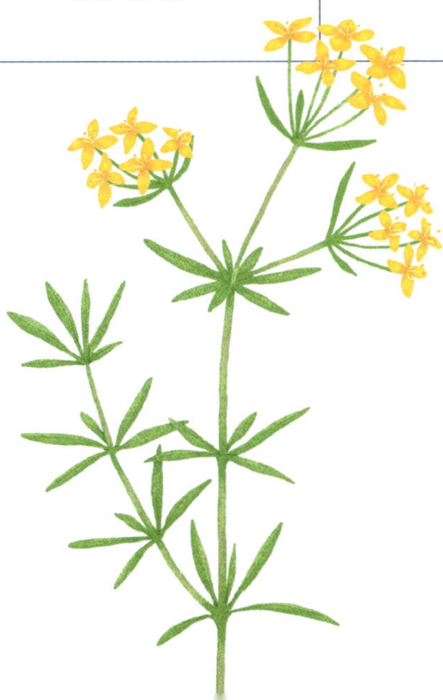

TIPP • TIPP • TIPP •

Wenn es einmal ganz schnell gehen muss: Eine gute Soforthilfe bei seelischer Not sind die Blütenessenzen von Edward Bach, die sogenannten »Bach-Blüten«. Die Notfalltropfen sind wirklich eine tolle Mischung verschiedener Pflanzenkräfte.

ZAUBERKRÄUTER

DIE HELFER IN DER NOT

Kräuter wurden oft mit Wünschen belegt: mit der Bitte um Schutz bei einer gefährlichen Arbeit oder auf einer Reise, mit der Bitte um Hilfe bei einer schweren Entscheidung oder beim Begehen eines neuen Weges. Oft nähte man ein Kräutlein in ein Kleidungsstück – sogar ohne Wissen des Betroffenen – oder befestigte es am Hut und wusste den Träger fortan beschützt. In den Häusern und im Stall wurden Pflanzen oder Wurzeln aufgehängt – ein Schutz, auf den viele vertrauten.

Auch bei der Geburt, die für das Leben der Gebärenden sehr gefährlich war, kamen viele Kräuter als Schutzpflanzen zum Einsatz. Mithilfe der Pflanzen bat man um Segen, um Schutz, um Frieden, um neue Lebenskraft.

Die Kräuter sollten helfen, stärken, trösten. Und immer wieder auch dazu beitragen, dass große Wünsche wahr würden. Da ging es um Liebesdinge, manchmal auch um Geld. Bei der Liebe wollte man den Wunschpartner, die Wunschpartnerin dazu bringen, dass er oder sie in Liebe entbrennen möge. Mit Pflanzenkraft wurde Treue besiegelt und Fruchtbarkeit beschworen. (Mit Pflanzenkraft führte man auch Abtreibungen durch, ganz ohne Magie.) Bei Wünschen nach Geld, Reichtum, Wohlstand kamen die »magischen Geldkräuter« zum Einsatz – *vierblättrige Kleeblätter*, *Majoran* und *Kümmel*. Wenn man bedenkt, dass die Kräuterkundigen oft sehr einfach gelebt haben, wird der »Geldzauber« nicht allzu ernsthaft betrieben worden sein. Es war eher eine Unterhaltung, ein frühes Lotteriespiel.

Wen aber sprachen die Menschen an, wenn sie die Kräuter um Hilfe baten? Sie wandten sich an die Pflanzenwesen, die Schutzgeister der Kräuter. Noch für die Generation unserer Urgroßeltern waren diese Pflanzengeister allgegenwärtig, selbstverständliche Bewohner einer rundum beseelten Welt.

Am Beginn jeder Bitte stand eine Meditation, das Stillwerden, das Kontaktaufnehmen mit dem Pflanzenwesen. Danach ging alles »fast von selbst«. Es kamen Erkenntnis, Vertrauen, Trost, Stärke. Und die tröstliche Gewissheit, dass jemand da war, zu dem man gehen konnte, wenn man in Not war.

Nichts bleibt stehen einen Tag, wie es den anderen gewesen ist, sondern alle Tage ist eine veränderte Natur da. Dadurch begegnet auch allen denen eine Veränderung, die mit ihr in Berührung stehen.

Paracelsus
(1493–1541)

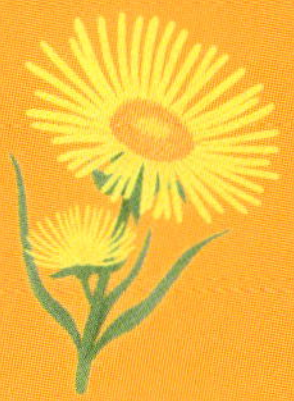

Alant
reinigt den Raum, vertreibt negative Schwingungen.

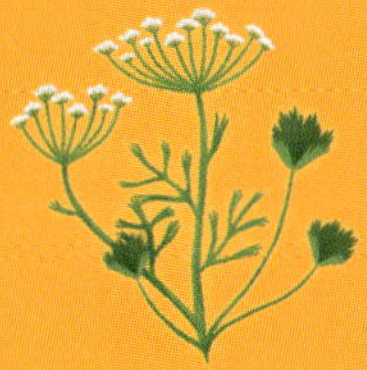

Anis
löst Ärger und lässt die Liebe wieder fließen.

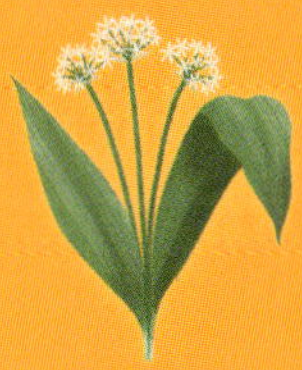

Bärlauch
schenkt neue Lebenskraft für einen Neubeginn.

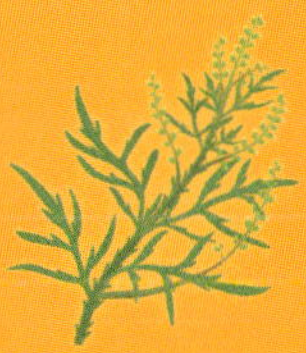

Beifuß
hilft, Entscheidungen zu treffen, schenkt klare Träume.

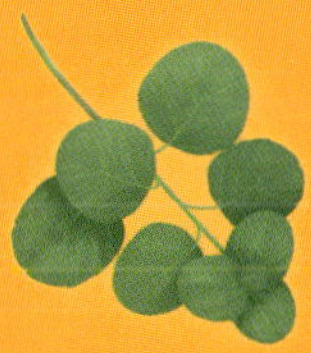

Brunnenkresse
bringt lebendige Gedanken und Lebensenergie.

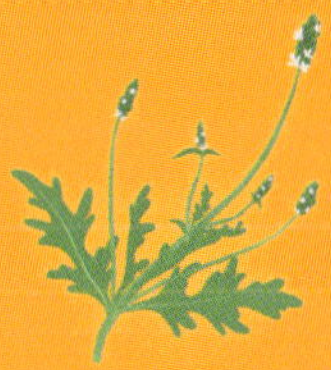

Eisenkraut
reinigt, schützt und schenkt der Seele Frieden.

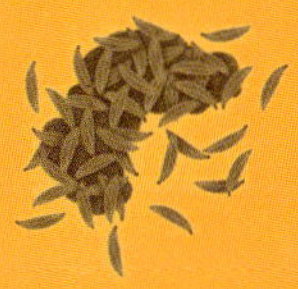

Kümmel
gibt klaren Blick, auch bei finanziellen Entscheidungen.

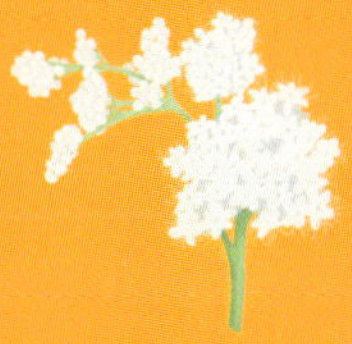

Mädesüß, die »Wiesenkönigin«, schenkt Liebe und Segen.

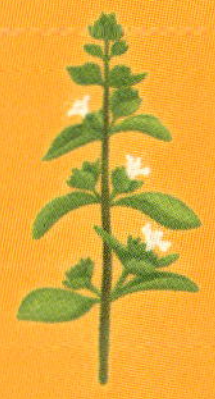

Majoran
hilft bei allen Themen, die mit Geld verbunden sind.

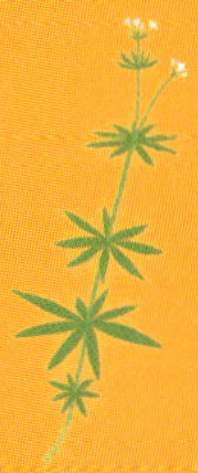

Waldmeister
ist ein Kraut für Liebe und Liebestrank.

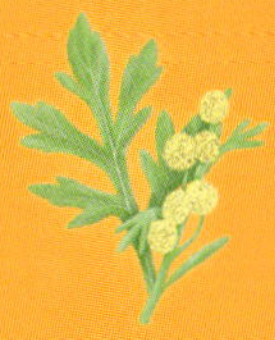

Wermut
ist ein Bote, der hilfreiche Geistwesen einlädt.

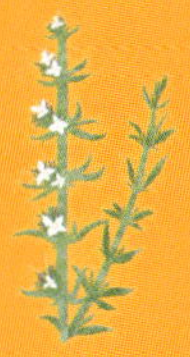

Ysop
reinigt den Raum, ordnet Gefühle, schenkt Klarheit.

HERZKRÄUTER

DIE KRÄUTER FÜR DIE SEELE

Es gibt viele Heilkräuter, die bei Problemen mit dem Herzen helfen. Doch wenn in alten Kräuterbüchern von einem »Herzkraut« die Rede ist, so ist das im weitesten Sinn gemeint: Herzkräuter sind Kräuter für die Seele. Es sind Kräuter, die helfen, das Herz zu öffnen, aus der inneren Enge zu befreien, es wieder froh und lebendig zu machen.

Diese Herzkräuter entspannen, beruhigen und stärken. Sie schenken Lebensfreude und helfen, sich zu öffnen und einen klaren Blick zu bekommen für den eigenen Weg. Sie verhelfen zur Einsicht und wirken ausgleichend, damit man sich durchsetzen oder nachgeben kann, je nachdem, was gerade an der Zeit ist. Herzkräuter helfen dem einen, dass er aufhören kann zu weinen, und dem anderen, dass er endlich weinen kann. Herzkräuter sind Seelenkräuter und Trostkräuter.

Anis schenkt Beruhigung.	**Beifuß** ist eine Pflanze, die Trauernde stärkt.	**Eisenkraut** lindert den Zorn und die Angst und macht das Gemüt wieder hell.	
Fenchel schenkt klaren Blick und Fröhlichkeit.	**Hopfen** ist erste Hilfe bei Nervosität.	**Kamille** lässt alles leichter werden.	**Linde** nimmt die Unrast.
Mädesüß macht das Herz froh.	**Ringelblume** schenkt Trost.	**Veilchen** nimmt Angst und stärkt.	**Waldmeister** macht das Herz ruhig.

TIPP • TIPP • TIPP •

Die große Heilkundige Hildegard von Bingen sagt: »Fenchel macht fröhlich, nimmt den stinkenden Atem und macht die Augen heller.« Sie empfiehlt, bei Niedergeschlagenheit und Erkältung reichlich Fencheltee zu trinken. Heute gibt es pulverisierten Fenchel auch als Tabletten zu kaufen. Wer Probleme mit Magen, Galle oder der Verdauung hat, nimmt eine Fencheltablette vor den Mahlzeiten und lässt sie auf der Zunge zergehen.

LIEBESKRÄUTER

SCHENKEN GUTE ENERGIE

Es müssen nicht immer Rosen sein. Oft sind es unscheinbare Pflanzen, denen einst große magische Kraft für den »Liebeszauber« zugeschrieben wurde. Die *Brennnessel* gehört dazu, die *Brunnenkresse*, das *Gänseblümchen*, auch *Johanniskraut, Lorbeer* und *Efeu, Wegwarte* und *Klee, Petersilie, Rosmarin, Melisse, Basilikum, Lavendel, Linde* und natürlich die *Rose*.

Um jede Pflanze ranken sich Geschichten. Da werden Kränzlein geflochten und in magisches Feuer geworfen, Blütenblätter gezupft und als Orakel genutzt, Glückskleeblätter am Leib getragen und Rosen am Herzen. Ein Zweiglein vom Rosmarin steckt man in die Erde und wartet bang, ob es Wurzeln schlägt und die Liebe somit Bestand hat. Liebende oder solche, die es werden wollen, nehmen ein Bad in Rosmarin, Melisse oder Rose. Die Braut darf in ein Bad steigen, in das Blätter von Wildrosen gestreut werden. Nun sind das alte Geschichten. Man kann darüber lächeln und sie beiseiteschieben. Und doch ist es so: Die Pflanzen stärken, trösten, schenken gute Energie und bringen auf diese Weise auch Glück. Und über die Wildrose sagt Edward Bach, Arzt und Begründer der Bach-Blütentherapie, dass sie Lebensenergie schenkt und hilft, Neues anzunehmen.

BLÜTENLIKÖR ALS GLÜCKSBRINGER

Hildegard von Bingen empfahl eine Mischung aus Rosenblütenblättern, Rotkleeblüten und Lindenblüten. Man braucht je 1 Schüsselchen dieser Blüten, dazu 750 ml klaren Alkohol (hier passt sehr gut Weinbrand, aber auch Korn oder Obstbrand, ca. 38–40 % Vol.) und später 350 g braunen Zucker.

Die Blüten nicht waschen. (Der Blütenstaub geht verloren!) In ein Ansatzgefäß geben, mit Alkohol bedecken, gut verschließen und 4 Wochen ruhen lassen. Danach abseihen. Den Zucker mit wenig Wasser (ca. 200 ml) aufkochen, etwas abkühlen lassen und zum Ansatz mischen. In Flaschen füllen und am besten noch 2 Monate ruhen lassen, dann schmeckt er gut.

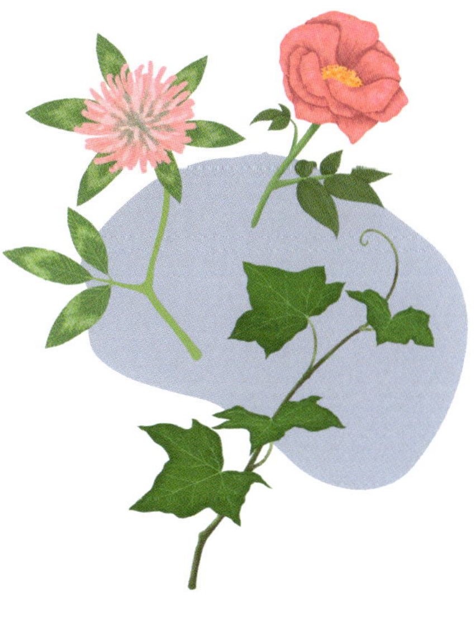

SPECIAL

KRÄUTERBUSCHEN SELBER BINDEN

Das Binden von Kräuterbuschen geht auf einen keltischen Brauch zurück. Die Menschen opferten den Göttern Kräuter, um ihnen für deren Heilwirkung zu danken. Von der katholischen Kirche wurde der Brauch erst verboten – und schließlich übernommen. Traditionell wurden in einen Kräuterbuschen je nach Region sieben, neun, zwölf, 14, 24 oder sogar 99 Kräuter gebunden.
Man band jeweils zwei Buschen – einen für das Haus und einen für den Stall. Aus den getrockneten Sträußen streute man einige Kräuter unter das Heu für das Vieh, der Strauß im Haus diente auch als Kräuterapotheke. Man konnte das benötigte Heilkraut im Winter einfach herauszupfen.
Die Zeit zwischen 15. August (Mariä Himmelfahrt) und 15. September wird auch »Frauendreißiger« (für die 30 Tage) genannt. In dieser Zeit sollen die Kräuter ganz besonders starke Heilkraft haben, deshalb sammelten die Frauen traditionell in dieser Zeit ihre Kräuter für den Winter.

Gebunden wird um eine mittige Pflanze – oft eine Königskerze. Die übrigen Kräuter werden kreisförmig rundherum angeordnet, *z. B. Mädesüß, Frauenmantel, Brennnesseln, Spitzwegerich, Ringelblume, Rotklee,* dann *Melisse, Minze, Rosmarin, Salbei* und viele mehr. Finden sich *Rosen* im Buschen, erinnern sie an die christliche Legende, nach der aus dem leeren Grab Marias der Duft von Rosen und Lilien entströmt sei.

Praktisch ist es, die Kräuter mit Blumenbast zu kleinen sortenreinen Bündeln zu binden und diese um die Königskerze anzuordnen. So weiß man immer, wo welches Kraut zu finden ist, wenn man es braucht. Dann werden die Bündel fixiert. Die Sträuße werden einem luftigen Ort kopfüber aufgehängt, um sie ganz durchtrocknen zu lassen. Das kann bis zu drei Wochen dauern. Wer mag, umwindet den trockenen Buschen mit einem schönen breiten Band.

»An unser frawen Hymmelfart da tregt alle wellt obs büschel allerley kreüter in die kirchen zuo weihen für alle sucht vnnd plag überlegt bewert. Mit disen kreütern gschicht seer vil zauberey.«

Sebastian Franck
(1499–1542)

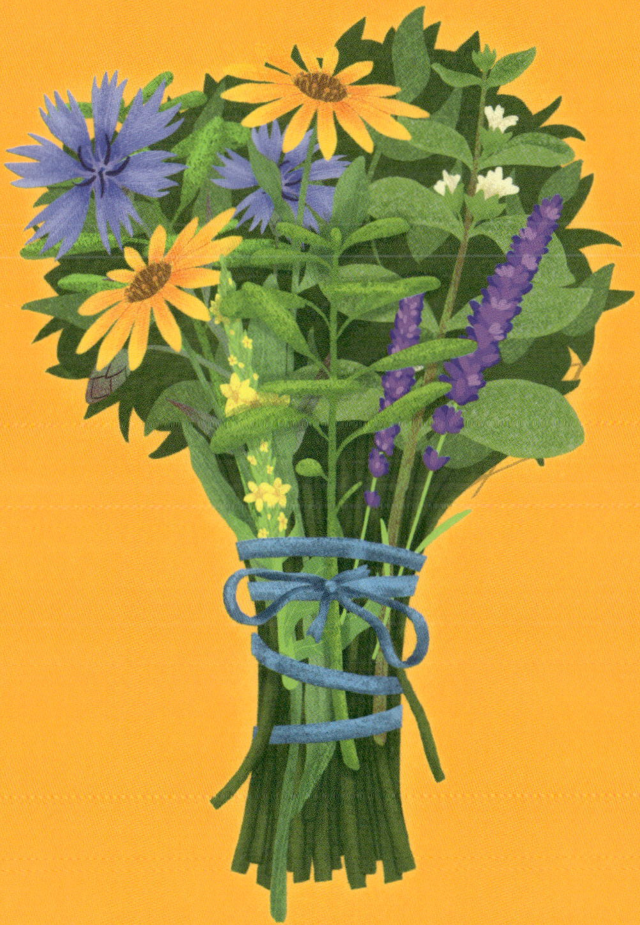

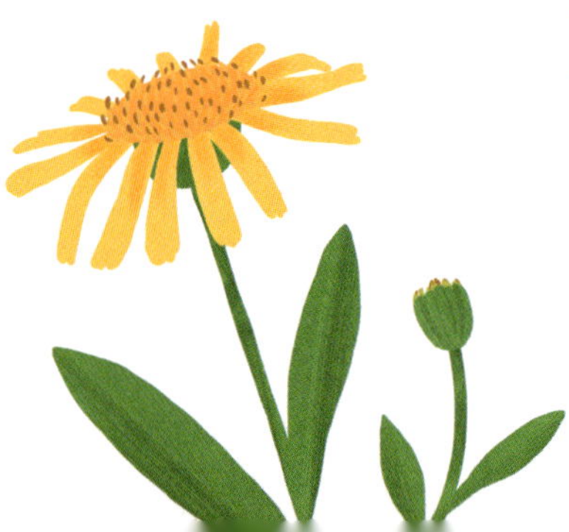

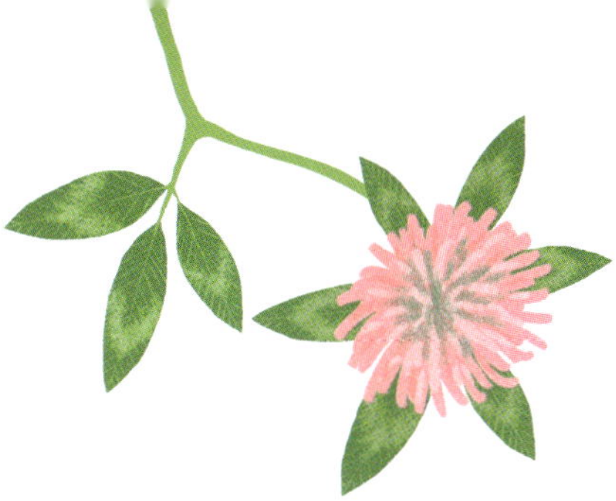

ESSIG

SALZ

ESSENZ, TINKTUR, WASSER

SALBEN

ANWENDUNGEN UND BÄDER

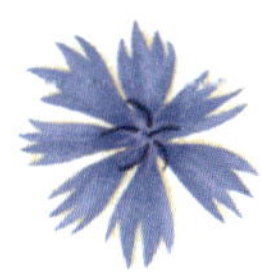

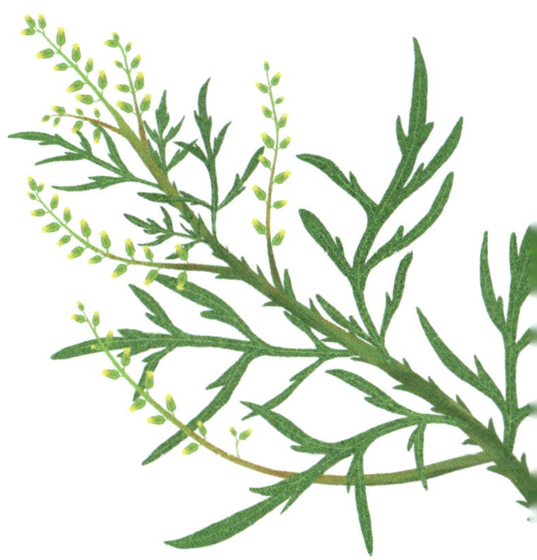

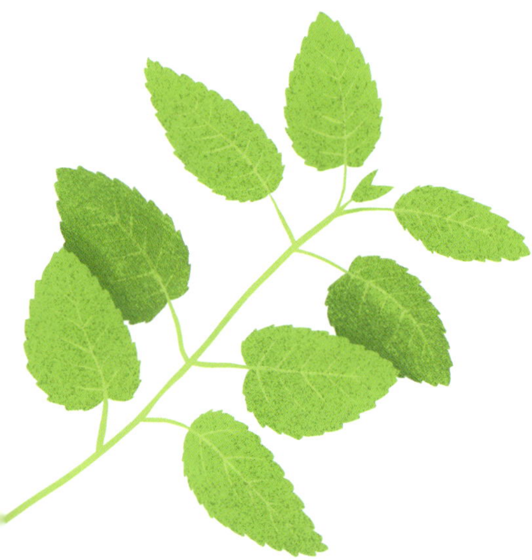

** Zusätzlich zur Kategorie »In der Küche« der Kräuterporträts*

EMPFEHLUNGEN

AUS DEM VERLAG

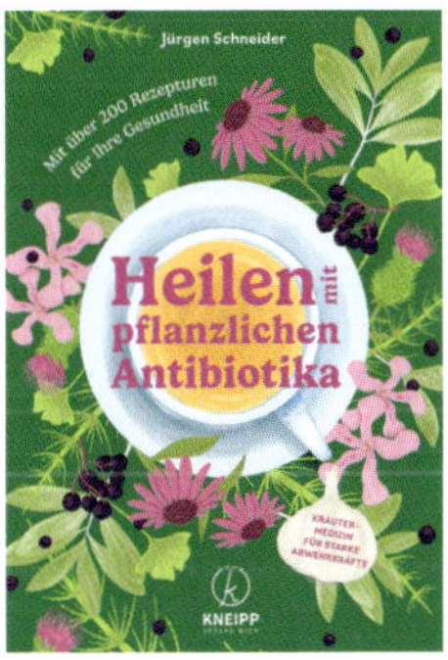

Chemische Antibiotika? Nicht immer notwendig!
Drogist und Kräuter-experte Jürgen Schneider teilt sein reiches Wissen über Pflanzen, die unsere Beschwerden natürlich lindern und unsere Abwehrkräfte stärken können.

16,5 x 23,5 cm
144 Seiten
ISBN 978-3-7088-0834-5

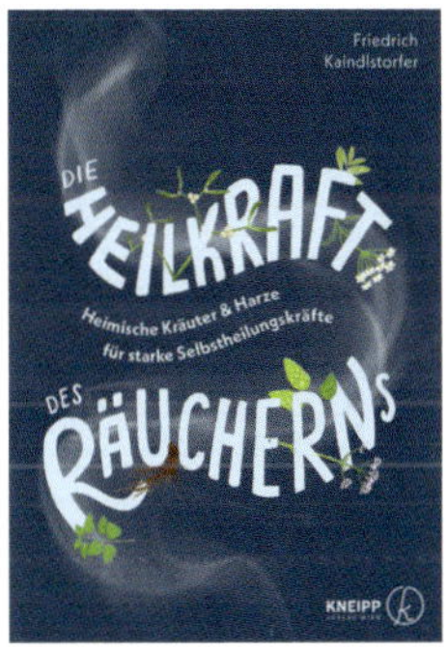

Räuchern ist so viel mehr als ein guter Duft!
Räucherexperte Friedrich Kaindlstorfer zeigt uns die medizi-nische Wirkung von heimischen Kräutern, Wurzeln und Beeren und die besten Räucher-kombinationen.

16,8 x 24cm
128 Seiten
ISBN 978-3-7088-0855-0

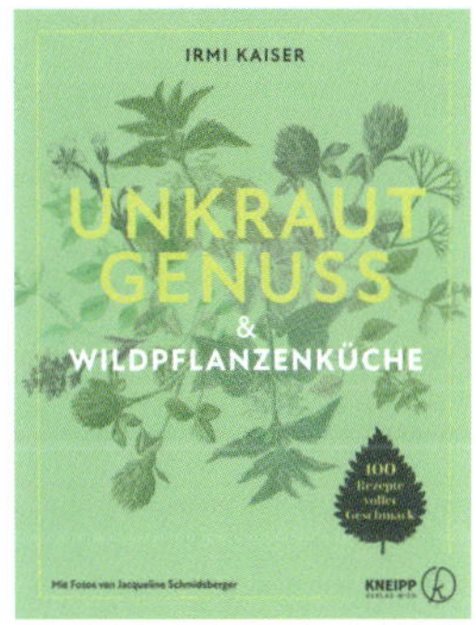

Wir setzen auf die Jungen Wilden vor unserer Haustüre!
Irmi Kaiser zeigt uns in 100 Rezepten, wie herrlich das sogenannte Unkraut schmeckt – und zaubert damit sogar Festmenüs. Lokal, saisonal, köstlich!

19 x 24,5 cm
176 Seiten
ISBN 978-3-7088-0814-7

LIEBE LESERIN, LIEBER LESER!

Hat Sie dieses Buch inspiriert?
Haben Sie vielleicht bereits Ihre Lieblingskräuter entdeckt?
Dann schreiben Sie uns doch gerne auf Facebook oder Instagram und erzählen Sie Ihrem Freundeskreis und Ihrer Buchhändlerin davon. Natürlich freuen wir uns auch, wenn Sie beim Onlinekauf eine nette Bewertung hinterlassen. Wollen Sie noch mehr erfahren? Oder mit der Autorin in Kontakt treten?
Dann können Sie uns gerne unter **post@styriabooks.at** schreiben.

Inspiration, Geschenkideen und gute Geschichten
finden Sie auf **www.styriabooks.at**

/StyriaBuchverlage
#HeilkraftderNatur #KneippVerlagWien

STYRIA
BUCHVERLAGE

in der Verlagsgruppe Styria GmbH & Co KG
Lobkowitzplatz 1, 1010 Wien, Austria
E-Mail: office@styriabooks.at

ISBN 978-3-7088-0864-2

Bücher aus der Verlagsgruppe Styria gibt es in jeder Buchhandlung und im Onlineshop
www.styriabooks.at

Projektleitung: Kate Reiserer, Inge Fasan
Lektorat: Else Rieger
Buch- und Covergestaltung: Simone Jauk
Illustrationen: Irish Galizdo

Druck und Bindung: Florjancic Tisk d.o.o., Maribor
7 6 5 4 3 2 1
Printed in the EU

i

Alle Inhalte und Hinweise in diesem Buch wurden von der Autorin sorgfältig recherchiert. Dennoch bieten Informationen zu Heilanwendungen keinen Ersatz für kompetenten medizinischen und pharmazeutischen Rat. Eine Garantie für die Richtigkeit der Angaben und Rezepte kann nicht gegeben werden. Eine Haftung der Autorin bzw. des Verlags und seiner Beauftragten ist ausgeschlossen.